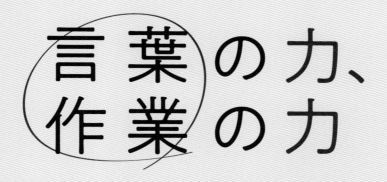

自己を対象とした事例研究を読み解く

濱中直子
山根　寛

Contents

Prologue

なぜ自分が「自例」なのか（Hana） 1
「自例」研究に寄り添って（ZIZI） 6

第Ⅰ章　なぜわたしが「作業体験」を

1. 小精神療法との出会い（Hana） 17
2. わたしと作業（Hana） 26
3. 大学院に行こう（Hana） 30
4. Hana の診断について（ZIZI） 32

第Ⅱ章　わたしの作業体験

1. 作業体験の始まり（Hana） 41
2. 緊張，不安感，ストレス（Hana） 48
3. 作業への依存（Hana） 59
4. 少しゆとりが（Hana） 64
5. 落ち込み，中断，内省，復帰，調整の時期（Hana） 79
6. 作業の特性と Hana の作業体験（Hana，ZIZI） 83
7. Hana の作業体験を振り返る（ZIZI） 94

第Ⅲ章　学会発表とその後（Hana）

1. なぜ学会発表をすることになったのか 103
2. 学会発表を決心するまで 106
3. 演題投稿とその後の準備 107

4	学会発表	112
5	学会発表後	115
6	そうした一連の体験をした後になにが起きたのか	117

第IV章　まとめに代えて（ZIZI）

1	治療・支援における介入手段の違い	121
2	作業をもちいる治療・支援構造	125
3	パラレルな場	128
4	言葉の力，作業の力	133
5	治療・支援者の役割	137

第V章　それぞれの立場から（主治医笠原, ZIZI, Hana）

それぞれの立場から ……………………………… 141
　症状の向こうに人間を見る ……………………… 142
　身近な作業が道しるべに ………………………… 144
　言葉と作業で診る ………………………………… 146
　表情や所作に優雅さがもどる …………………… 147
　作業ができる待合室は可能か？ ………………… 150
　精神医療は大きく進んだが…… ………………… 152
　病いと共存できるかも …………………………… 154
　新しい宿題 ………………………………………… 156

Epilogue

作業が拡げた新たな道 ……………………………… 159

Prologue

なぜ自分が「自例」なのか

Hana

精神科外来治療の行き詰まり

　わたし(Hana)は，小精神療法[注1]を長年受けてきましたが，"あとちょっと"の段階になると，無理やり就労を試みたり，逆に引きこもったりといった状態を繰り返し，治療が進まず長く停滞していました．

　精神科や心療内科に通院し，ある程度まで回復してもそこからなかなか先へ進まない，もしくは，やっとの思いで随分と良くなったのに，社会に戻ったらあっけなく後戻りしてしまう．それについて主治医の笠原嘉先生[注2]は，「こういった"あとちょっと"の軽症の患者をなんとかするのも

注1：小精神療法は，笠原により提唱された，現行の保険制度下で簡単におこなえる，短時間対話型精神療法[1〜6]．

注2：笠原　嘉（1928-）．精神科医．精神病理学専門，名古屋大学名誉教授，元藤田保健衛生大学教授，桜クリニック名誉院長．退却神経症の研究から，薬物療法を補完する技法として外来でできる小精神療法を提唱．

医療の大切な役目だ」と，何気なく，しかし強い語調で話されました．その言葉がなぜか心に引っかかっていました．

作業というものへの気付き

　自宅で療養生活を送っているときに，日中は話し相手もいないため，ステンドグラスの仕事をしていた母の手伝いや版画など，単純で細かい作業や趣味的な創作作業をして過ごすようになりました．ある日，母の手伝いの作業や自分の趣味作業に没頭している間は，何もしないでいるときにいろいろと浮かんでいた邪念が消えて楽なことに気が付きました．作業をすること自体が気持ちの調子の指標にもなっていたのです．

　一般的な町中のクリニックでは，精神科医が薬物療法をおこないながら，診察時の対話を通して社会適応能力を高めるための助言などをおこなっています．クリニックの良い点は，精神科病院を受診することに比べれば，通院ということでも利便性がよく，気持ちのうえでも通いやすいという面があります．その一方で，待ち時間が長く，面接時間が短い，また，長期戦になりがちで，非効率的なところがあるとかねてより感じていました．面接時間や待ち時間については，クリニックも病院もあまり変わらないのかもしれませんが，精神科病院受診ということ自体に，クリニック受診に比べて強い抵抗がありました．そうした違いは別にしても，精神科で受ける薬物療法や「言葉」をもちいた治療に，これで良くなるのかな，と何かすっきりしないものを感じるようになっていました．薬や「言葉」だけではなく，何か「作業」をもちいた関わりを加えれば，母の手伝いの作業をしているときや自分の趣味作業に没頭していたときのように，病気へのとらわれから少しは楽になれるのではないかと思ったのです．そのた

め，外来治療で「言葉」と「作業」をうまく併用できないだろうかと考え，そういったテーマで研究ができる大学院をインターネットで検索しました．そうして，精神科作業療法注3が専門の山根寛先生のことを知り，思い切って問い合わせ，その年の京都大学大学院 医学研究科 人間健康科学系専攻 リハビリテーション科学コース作業療法学講座の修士課程の入学試験を受けることにしました．結果，入学が許され，2013年4月から大学院で学ぶことになりました．この経緯については本文のなかで詳しく述べることにします．

"あとちょっと"の解決のカギ

笠原先生の話された"あとちょっと"とは，「（ある程度）守られた環境下においてなら日常生活が可能な状態」であるが，「実際に社会に戻ってからもそのコンディションの維持が可能なくらい安定した状態」になるまでには"あとちょっと"及ばない，という状態を指すのだと解釈しました．

そこでカギとなったのは，自分自身が療養生活中に体験した作業経験でした．少量の薬物と「言葉」をもちいる対話型の療法では，今ここで，と

注3：精神科作業療法は，精神科治療におけるリハビリテーションの一つで，精神認知機能の障害により生活に支障がある者に対し，生活における具体的で現実的な生活行為（目的と意味のある作業）をもちいて精神機能の維持・向上，対人関係技能や作業遂行技能など生活に必要な能力の維持や改善を図る．

注4：森田療法は，精神科医森田正馬（1874-1938）により，呉秀三や加藤普佐次郎らとの作業をもちいた治療の経験から1919年に創始された精神療法の一つ．神経質な性格傾向をもつひとを主な対象とし，症状をあるがままに受け入れる絶対臥褥，作業療法，日記指導などにより自己受容を図る総合的な精神療法．

いう具体的な実感というよりも，思考優位になりがちで，時として森田療法[注4]でいうところの"事実本位"（気分の良し悪しにかかわらず，必要なことにすっと手を出してやっていくという態度）ではなく，"気分本位"（気分に合わせた行動のことで思考優位な状態）になってしまい，実際の今の自分の状態や能力と，主観的な認識との間に差異が生じてしまいます．

そのことが，自分が受けている治療への物足りなさのような思いになっていたのだと思います．このことについては，作業療法学の門を叩いて，実際に作業体験をすることで，具体的な体験を通して現実検討（周囲の状況を含め，自分自身の状態を認識すること）をしていたのだと理解することができました．

そして，さらに，「言葉」と「作業」の双方の特性を生かして相補うような場が利便性の良い町中のクリニックにできれば，それが生活の再建や再獲得に向かうためのモラトリアムな場や時間となり，社会復帰への円滑な橋渡しを可能にし，精神科における治療効率は確実に上がるのではないだろうかと考え，それを自身の大学院修士課程の研究テーマとすることに決めました．

「せっかく病気したんだから」と「炭鉱のカナリア」

大学院入学後は想像以上にしんどい思いをすることになりましたが，それでもこの研究活動を続けるうえで支えとなったのは，笠原先生の「せっかく病気したんだから」という妙な激励と，山根先生が神経質なわたしのことを表現された「炭鉱のカナリア」という言葉でした．「炭鉱のカナリア」というのは，炭鉱の坑道でメタンや一酸化炭素などの毒ガスの早期発見のために炭鉱夫たちがカナリアを鳥かごに入れて坑道に入ったというこ

▶ ▶ ▶ *Prologue*

とから,身を捨てて多くのひとを救う,弱さが大きな役目をもっているというような意味だったと思います.

そして,日本統合失調症学会で,当事者(統合失調症の母)の介護経験があり医師として活躍されている夏苅郁子先生[注5]の講演を聴いて感動し,自分自身が実際に作業療法でおこなわれている作業を体験することを通して,自分が感じていたことをきちんと整理し,確認したいという考えに迷いがなくなりました.

わたしが大学院で自分を事例にして研究し,まとめることが,単に自分の感じていたことを確かめるだけでなく,今まで自分を支えてくれた多くの方々への恩を社会に還元することになり,自分にできること,自分だからできることで,今なお苦しむ誰かの役に立てる可能性があるかもしれないと思い,その可能性に賭けてみることにしました.

本書が,当事者のための生き方の工夫の紹介といった類のことに限定されない,当事者性を生かした研究として,当事者や家族の心配事に,そして医療従事者,福祉関係者の方々が治療や当事者との関わりのなかで役立てる,何かヒントのようなものになれば幸いです.(本書は濱中直子のペンネームで執筆します)

濱中直子(Hana)

注5:夏苅郁子(1954-).北海道札幌市生まれ,浜松医科大学医学部卒,精神科医.統合失調症の母(夏苅が10歳時発症)の介護経験を基に統合失調症の理解・啓発運動に取り組み,浜松医科大学精神科助手,共立菊川病院,神経科浜松病院を経て,2000年やきつべの径(みち)診療所を開業.

Prologue

「自例」研究に寄り添って

ZIZI

　本書は，著者であり主人公である一人の女性（ペンネーム：濱中直子，本文中：Hana）が，精神的な問題で対話型の治療，精神療法 Point 1 の一つである小精神療法 Point 2 を受けている当事者として，自分の治療体験と実際に作業療法がおこなわれている大学病院での作業体験を通して，対話型治療と作業をもちいる療法を比較し，対話型の治療における「言葉」と具体的に何かをする，作るという「作業」のそれぞれの特性を読み解き，さらに治療・支援における「言葉」と「作業」の相補的活用について検討するという試みをまとめたものです．

Hana との出会い

　2012 年晩春，一人の女性から「作業療法士ではないが，作業療法学専攻の大学院で学ぶことはできますか？」という問い合わせがありました．当時，わたしのゼミ（精神認知機能障害領域の作業療法の研究をおこなう講座）では，すでに音楽療法士や精神保健福祉士，韓国の作業療法士など

を受け入れていたので，希望と条件が合えば大丈夫でしょうという返事をしました．そして大学に来てもらいHanaと直接会って，なぜ作業療法学専攻の大学院で学びたいと思ったのか，何を学びたいのか，その経緯を聞き，こちらで提供できる研究環境と指導内容を伝えました．そして，その年の大学院の入学試験を受け，合格し，翌年の2013年の春からHanaの修士課程への入学が決まりました．

　Hanaは現在の主治医である精神科医の笠原医師から，対話型の治療の一つである小精神療法を受けていましたが，"あとちょっと"という段階になると，無理やり就労を試みたり，逆に引きこもったりを繰り返していたようでした．Hanaはそうした自分の状態を，"気分本位"の状態と言っていますが，その状態を打開する糸口が「作業」にあるのではと思い，主治医の笠原医師にその思いを伝えたところ，笠原医師も後押しされたようで，それまで自分が大学で学んだ領域とは異なる，まったく未経験の作業療法学専攻の門を叩いてみようと思ったということでした．

「自例」研究の始まり

　さて，Hanaの思いをかなえるには，大学院でどのようなテーマで研究に取り組むかということが課題で，そのテーマとそれを実際に実行するための研究計画が決まるまでには，多少の時間を要しました．

　Hanaはもちろんわたしたち作業療法学専攻の者にとっても，自分を当事者として研究するということは初めての試みでした．そして，わたしの臨床の場の一つであり臨床教育と臨床研究の場でもある京都大学医学部附属病院（以下，大学病院）の精神科作業療法室で，作業療法の経験のないHana自身が作業を体験し，「作業」をすることにより何を感じ，何が起き

るのか，自分が受けてきた対話型の治療（小精神療法）と比較検討しながら，自分自身の体験をまとめるという形で，Hana 自身を対象事例とする当事者研究に取り組むことになりました．それが，自分を事例とした当事者研究を象徴的に表す「自例」研究という造語の基になったのです．

というわけで，Hana にとって初めての作業療法の場における自例研究が始まりました．そして修士課程の課題だけでなく，日本精神障害者リハビリテーション学会（以下，精リハ学会）で自分の体験を発表するという，これまで経験したことのなかったことにも取り組むことになったのです．

さあ，Hana は何を感じどのようなことを考えたのでしょうか．このような本書の誕生のいきさつを背景に，「ああそうか」と，わくわくしながらページをめくっていただければと思います．

本書の組み立て

それでは，本書がどのような組み立て（目次構成）になっているのかを，初めに紹介しましょう．

まず第Ⅰ章として，Hana がなぜ作業体験をしようと思ったのかについて紹介します．Hana の小精神療法との出会い，笠原医師の治療を受けるようになったいきさつとそこでの体験を「小精神療法との出会い」，リハビリテーションとしての作業ではなく，Hana の日々の生活における作業の経験を「わたしと作業」，どうして大学院に行こうと思ったのかを「大学院に行こう」，そして Hana の病いに対して主治医笠原医師がどのような診断を下していたのか，わたしが本人・ご家族からの情報を整理し，まとめた「Hana の診断について」，という構成で紹介しました．第Ⅱ章は本書の中心となる章です．ここでは，Hana が以前に大学で学んだ領域とはまった

く異なる医学系の大学院に入学し，自例研究という形の作業体験が始まる前に，Hanaが感じたことを「作業体験の始まり」，そして実際に作業体験が始まり，Hanaが研究テーマの自例研究をまとめ大学院修士課程の修了発表までを，その経緯に沿って，「緊張，不安感，ストレス（第1週〜第7週，作業体験回数：9回）」「作業への依存（第8週〜第12週，作業体験回数：6回）」「少しゆとりが（第13週〜第35週，作業体験回数：62回）」「落ち込み，中断，内省，復帰，調節の時期（第35週〜第57週，作業体験回数：29回）」としてHanaが自身の記録を基にまとめています．さらに，作業療法で「作業の特性」とされていることは，Hanaの作業体験ではどういったことがそうした特性にあたるのかをHanaが振り返って知性化作業としてまとめ，「作業の特性とHanaの作業体験」として紹介しました．また，わたしは，Hanaに対しては大学院の研究指導教員という立場から，Hanaの作業体験の場を提供するという形で関わってきており，病者として作業療法の場での対応はしない方針で最後まで通しましたが，本書の仕上げにあたり，臨床指導や臨床研究をする作業療法士の視点から，Hanaが作業体験で経験したことをどう解釈するかという項目を，「Hanaの作業体験を振り返る」として追記しました．そして，第Ⅲ章「学会発表とその後」では，Hana自身を対象事例とする当事者研究を終えて，精リハ学会で，学会発表をすることになったいきさつと，初めての学会発表体験から，そうした一連の体験をした後Hanaに何が起きたのかについてをHanaのその当時の心境とともに紹介しています．また，本書が単にHanaの体験をまとめたものではなく，作業療法を受けているもしくは受けるかどうか迷っているひとたちや作業療法の指示を出す医師，作業療法を実施する作業療法士，またこのような治療・支援に関心があるひとたちに，作業療法を受けるひとたちが何を体験するのか，どのように関わればより良い治療・支援ができるのかを考える一助にという思いから，わたしが作業

療法士の視点でHanaの体験に対して，必要に応じて解説をする（解説は本文には Point という形で示し，内容は各章もしくは節の文末にまとめて表示）という形式で，簡単な説明や解釈を加え，さらに第Ⅳ章「まとめに代えて」で，作業をもちいる治療・支援の構造や機能，言葉の力や作業の力，治療・支援者の役割などをまとめて述べるという組み立てにしました．また，Hanaが当事者である自分自身を対象とした当事者研究であるため，Hanaの治療経過が必要になります．そのため，笠原医師の初診の時期から，彼女が開示できる最大限の情報を，「付表1 治療経過簡易表」として提供してくれましたので，本書を手にされたあなたは，Hanaが何を体験したのか，ミステリーを読み解くようにページをめくることができるでしょう．最後に，第Ⅴ章では，主治医である笠原医師はHanaの今回の一連の体験をどう見ていたのか，また近年の精神科治療の動向も踏まえ，笠原医師はどういった治療方針でHanaのような患者に関わっているのか，今のHanaをどう見ているのかといったこと，作業療法士山根（ZIZI）は今の精神科治療援助をどのように見ているのか，Hanaは主治医である笠原医師との治療関係をどのように思っているのか，小精神療法を受けながら作業体験をした，今の自分にどのような変化があり，今の状態をどのように思っているのかなどを，三者が鼎談形式で語り，それをまとめたものを紹介しました．

　自例研究という新しい形の当事者体験を，一つのストーリーとして読み解いてみてください．きっとあなたにも病いとは何か，治療援助とは何か，病いを生きる，病いも生きるとは何か，また病いを生きるひとに寄り添うこととはどういうことなのか，など新しい視野が広がるものと信じています．

山根　寛（ZIZI）

▶ ▶ ▶ *Prologue*

⚠ ZIZI の解説 ⚠

Point 1：精神療法とは

　精神療法のなかで，最も一般的なものはカウンセリングですが，他に，自己催眠を利用した自律訓練法，動作を改善することによって心の問題の改善を図る臨床動作法，行動をより良い方向に改善する行動療法，患者の認知の歪みを修正する認知療法，精神的な問題の背景を分析する精神分析療法，参加者の相互作用をもちいた集団精神療法，精神症状の原因となる不安をあるがままに受け入れる森田療法，自己の内部を観察する内観療法，社会生活でのコミュニケーション技能を訓練する社会生活技能訓練，言語機能が十分発達していない小児などにおこなう遊びをもちいた遊戯療法，絵画など精神内界が投影される創作活動をもちいた芸術療法，心理劇をもちいた心理劇療法，患者に箱庭を作らせる箱庭療法，患者の家族を対象とする家族療法，精神症状が発生しない例外的条件を利用する短期療法など，精神療法にはさまざまな種類があります．これらは，それぞれ専門の医師により病気の症状に応じて，また，医師の得意な手法により実施されています．

　もちいる技法の習得に対しては特に決まりはなく，実施した時間により規定の診療報酬が支払われる仕組みになっています．そのため，もちいられる技法や実施者によってもその効果は一定して得られるとは限らず，費用対効果という面で常に問題とされています．

Point 2：笠原医師の"小精神療法"

　小精神療法とは，笠原医師の著書『精神科における予診・初診・初期治療[4]』（星和書店 発行）の「第3章初期治療」の「第2節小精神

療法」から抜粋すると，「日常の外来臨床では精神分析や森田療法といった本格的で特異的な精神療法が必要とされることは稀」であり，「神経症圏に対しては支持療法，表現療法といった一般的，非特異的な精神療法が主体になる．面接回数も1回に要する時間が限られているいわば大精神療法に対する小精神療法である」といいます．また，そのため，「対象さえあやまらなければ，小精神療法で奏功するケースが少なくない」といいますが，「いままで俗に医師仲間ではムンテラといわれ，医師個人の常識や好みにまかされ，とりたてて論議されることが少なかった．しかし私は，常識，良識にもとづくとはいえ，やはり治療法である以上，精神病理学にもとづいた「定式」をつくる必要があると思い，同僚や私自身がやっているところを言葉にしてみた」と述べており，次の8項は注意しなければならないといいます．

(a) 病人が言語的非言語的に自分を表現できるよう配慮をする．
(b) 基本的には非指示的（non-directive）な態度を持ち，病人の心境や苦悩を「そのまま」受容し了解する努力を惜しまない．
(c) 病人と協力して繰り返し問題点を整理し，彼に内的世界の再構成をうながす．しかし，治療者の人生観や価値観を押しつけない範囲で，必要に応じて日常生活上での指示，激励，医学的啓蒙を行う．
(d) 治療者と病人との間におこりうる感情転移現象につねに留意する．
(e) 深層への介入をできるだけ少なくする．
(f) 症状の陽性面のうしろにかくされている陰性面（例えば心的疲労）に留意し，その面での悪条件をできるだけ少なくする．
(g) 必要とあらば神経症と思われる状態に対しても薬物の使用を

躊躇しない．
(h) 短期の奏功を期待せず，変化に必要な時間を十分にとる．

(文献 4 より引用)

　これらは，言葉でなくても手紙，日記，絵画，粘土細工など，なんでもいいのですが，患者が自分を表現することの重要性 (a) を説き，そうして表現された患者の気持ちを受けとる (b) ことで，患者と協力して問題を整理し内的世界の再構成を図る (c) という，小精神療法の中核を示す笠原医師の治療姿勢を表しています．そして，小精神療法は生活指導的な側面が大きいので，内面への関心だけでなく行動療法的な関わりや転移現象へ留意 (d) しながら，内界への介入は少なく (e)，心的疲労や心的エネルギーの低下を癒やすだけで，かなり良くなる心の病人が多くいる (f)，そして必要なら薬物も利用すればいい (g)，精神医学は慢性病に対する医学の一典型なので短期の奏功を焦らないほうがいい (h) という小精神療法の基本を端的に 8 項で示したものです．

文献

1) 笠原　嘉．「私の精神科外来経験から」．外来臨床精神医学，2003，1 (1)：18-27．
2) 笠原　嘉．メンタル・クリニックでの経験から心の医療を考える―軽症うつ病治療を中心に―．第 47 回日本心身医学会総会特別講演，2006．
3) 笠原　嘉．うつ病看護のために．精神科看護．2006，33 (2)：22-26．
4) 笠原　嘉．精神科における予診・初診・初期治療．星和書店，2007，pp147-158．
5) 笠原　嘉．心理・社会・脳―精神科診察室で考える―．日本社会精神医学会雑誌，2007，16 (2)：187-192．
6) 笠原　嘉．うつ病臨床のエッセンス．みすず書房，2009，pp203-213．

第 I 章　なぜわたしが「作業体験」を

1

小精神療法との出会い

Hana

1) 2005年秋，鎌倉の玉井先生と出会う

　軽い慢性的な不定愁訴[注1]が始まった小学校高学年から，中学時代のひどい慢性頭痛や動悸，高校時代の鬱々とした気分や朝起きられないといった症状が年々悪化しました．そして，高校2年生のときに，内科の先生から勧められ受診した心療内科では，不安神経症と診断されました．しかし，そのときの医師の対応にとても嫌な思いをし，そこへの通院は2回でやめました．その後，あまりに頭痛が激しいので神経内科クリニックを受診したのですが，そこでは混合型慢性頭痛という診断をされました．

注1：不定愁訴とは，動悸や息切れ，頭痛，疲れが取れない，不眠，なんとなく体調が優れないなど自律神経系の自覚症状があるが，検査をしてもこれといって客観的所見に乏しく原因となる疾患が見つからない状態のこと．心身症，軽症うつ病，適応障害，ストレス反応などと診断されることも多い．

そうした受診歴の後，大学4年生のときから就職して間もなく，実家に連れ戻されるまでの1年足らずという短い期間でしたが，鎌倉の精神科クリニックの先生（玉井洋一先生[注2]）と出会えたことが最初の幸運でした．

　玉井先生との出会いは，本当に偶然なものでした．当時，わたしは横浜に住んでいましたが，電話での様子がおかしいと異常を察知した母が，実家のあった名古屋からとんできました．その母に連れられ，親戚がかつて住んでいて土地勘のあった鎌倉方面へ向かっていたときに，母がどこでもいいからなんとか受診させようという思いから，鎌倉駅で最初に目に留まった駅前の精神科クリニックの案内に導かれるようにして，そこに駆け込むことになったのです．そのクリニックの先生が玉井先生だったのですが，講演か何かに出かけられるところをお願いして，診てもらいました．そのときに玉井先生がいくつか質問をされた後，「うつですね」と言われ，ショックでした．当時のわたしは，「うつ」＝精神病，「うつ」＝自殺，という古く間違った認識をもっていて，まだ若かったこともあり，相当なショックを受けてその場で泣きじゃくったことを，今でも鮮明に覚えています．

2）名古屋の笠原先生のところへ

　しばらくはその鎌倉駅前のクリニックに通うことになり，玉井先生の熱心な治療のおかげでなんとか通勤もできていました．しかし，そうした生

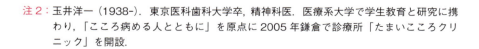

注2：玉井洋一（1938-）．東京医科歯科大学卒，精神科医．医療系大学で学生教育と研究に携わり，「こころ病める人とともに」を原点に2005年鎌倉で診療所「たまいこころクリニック」を開設．

活にもいよいよ限界がきて，両親の説得で退職し名古屋の実家に戻ることになりました．その頃には反抗する気力もなく，大量の荷物と一緒に車に乗せられ，横浜から名古屋の実家に連れ戻されるような形で帰りました．どうしたいという気持ちもなく，当時はおそらく極限の疲労状態で特になんの感情もなかったように思います．

そして，横浜を去る前に，お世話になった玉井先生に「名古屋へ帰ります」と母と一緒に挨拶に行った際に，先生が「ご自宅から通える場所かどうかわかりませんが，名古屋にはとても良い先生がいらっしゃいます．よろしければ紹介状を書きましょうか？」と言ってくださり，名古屋のクリニックと精神科医の先生を紹介していただきました．その名古屋の先生というのが，この後長くお世話になることになった現在の主治医，笠原先生でした．2006年6月のことです．

3）笠原先生の小精神療法

これが，わたしの「小精神療法」との出会いのいきさつです．笠原先生の初診は2006年6月30日でしたが，わたしが本当に心を開いて先生と話し始めたのはおそらく4年以上経ってからでした．それまでは診察時の先生に対してもきちんとした対応をしないなど，通院拒否を含め失礼な言動があったと思います．

そうしたときにも，笠原先生は，通院拒否しているわたしに代わり，わたしの状態を報告に行く母に「待っています」と伝言を託されました．そして，通院を再開した初日には「よくおいでなすった．うれしいよ」と出迎えてくださったことを覚えています．その後も，いつものように変わりなく対応してくださり，笠原先生の偽りのない優しさを感じたことで，こ

の先生は信頼していいひとなんだ，とやっと確信でき，主治医として信じることにしたのです．

　待合室から拝見する診察室の笠原先生は真面目で堅い印象を受けますが，呼ばれて診察室の中に入り扉を閉めると，笑顔で「やぁ」とおっしゃって，飄々（ひょうひょう）とした雰囲気で診察が始まります．「旅行はどうでしたか？」「前回薬を変えたけれど，どうですか？」「お母さんとお父さん，妹さんたちは元気ですか？」など，前回の受診でこちらが話した内容に触れてくださるなど，必ず答えやすい質問から診療を始められます．

　このような雑談のような形から始まるため，雑談かと思ってうっかり油断していると，自然にいつのまにか本題に入っていたりするので，思わずハッとわれに返ったり，核心に触れられたときなどには，ここからは立ち入られたくないという思いから急にバリアを張ったりしてしまう，ということがありました．そのため，笠原先生が読み取りたいことはなんなのかと常に考えてから話してしまうようになったり，逆に，伝えたいことはできる限り正しく伝わるように上手に言語化しなければと必死になり，比喩などを多用しながら，こんな感じですと，なるべくリアルな感覚を言葉で伝えきる努力を一生懸命にするようになりました．

　そして，たまに笠原先生の表現を借りれば，「海図上の位置を教える」 Point 1 ，ということなのでしょうか，ダムの水の図や階段の図 Point 2 を見せられ，「今この辺だよ．ここまで良くなってきている」と，今どのくらいまで快方に向かって進んできたのか，回復イメージを図示したイラストを使って，折に触れてわかりやすいようにわたしの回復状態を示してくださいました．このイラストを使う説明は意外に重要で，先が見えないと心が折れてしまいそうなときに，自分がどのような状態にあるのか，自分のゴールがどこなのかイメージでき，頑張ろうと思えたことを思い出します．

4）毎日の生活記録メモ

　笠原先生の診察では，少し難解なことはこのように回復状態を示す図を見せて比喩的にわかりやすく説明してくださるほかにも，強制ではありませんでしたが毎日の生活を記録したメモを書いてくるようにという課題を出されるなど，普通の診察とは違う工夫がいろいろとありました．生活記録のメモ Point 3 は，カルテに貼ってくださいました．大ざっぱにハサミで余白を切り落とし，スティックのりをベタッとつけてポンポンと閉じられ，その少し不器用な手つきがかえって安心感を与えるのか，時折，普通のおじいちゃんのように見える瞬間もありました Point 4 ．

　その生活記録のメモを書くことで，わたしにとっては話したかったことが漏れなく伝えられました．笠原先生にとっても，必要なことを取捨選択できるのでカルテにサマリーを記す時間が省け，診察の効率も上がり，双方に良いことばかりだと思うようになってからは，毎回提出するようになりました．

　その後，「これは森田療法の真似っこで，日記指導の簡易版なんだ」と大学院に入学した後の診察時に笠原先生ご本人より聞かされ，したことをただ記録するだけだと思っていたことも，大事な作業の一つだったのだと気付かされました．正直なところ，書く内容がほしくて家事を率先してやったり，何か作業をしようとしたりしたこともありました．そういうときは，子どもが親に褒めてほしくて何か良いことをするときの気分に近いものがあったように思います．

　1回の面接は5〜15分程度でしたが，調子の悪いときは週2，3回など，頻回の面接でフォローしてくださいました．言葉だけのやりとりでしたので，不足部分は当然あり，そのために感情的になってしまったり，ニュア

ンスがうまく共有できなかったり，先生の反応がいまひとつ自分の期待するものではなかったときなどは，がっかりして落ち込んでしまうこともありました．

⚠ ZIZI の解説 ⚠

Point 1 ：笠原医師の表現方法

「海図上の位置を教える」は，笠原医師独特の比喩的表現といえます．笠原医師は自分の治療の方針や今治療過程がどのような状況にあるかということを患者や家族，ときには他の治療者に説明するときに，独自の図示や比喩的な表現をもちいています．「海図上の位置を教える」は，そうした手法の一つで，治療の目的と今どのくらいの状態にあるかを説明するために，ある目的地に向かって進む船に例えたものといえます[1]．同様の表現として，薬物療法のガイドラインに対して「羅針盤として使えば便利」というような表現をもちいています[2]．

Point 2 ："回復"を実感してもらう

Point 1 の図示や比喩的表現にもちいられた図1の「ダムの水」では，"ダムの水位"という比喩をもちいて説明がなされました．深層心理への介入・洞察（岩を崩す）をしなくても，休息によって心的エネルギー水準（ダムの水位）が上がると，心的葛藤（水底の岩）が水面下に隠れ，それほど厄介なものとは思えなくなる，というような説明がなされています．

また，うつ病の心理症状が消えていく過程を説明するときには，図2のような階段状のスケッチが使われました．

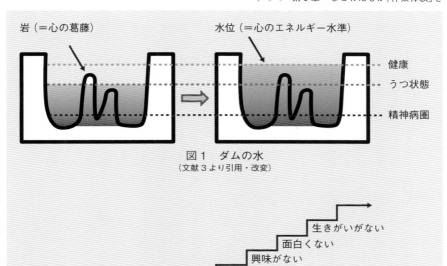

図1 ダムの水
(文献3より引用・改変)

図2 うつ病の心理症状の消えていく順序
(文献3より引用・改変)

　そして，図3，4は，原因結果論に線型のものと円環型ないし星座型のものとがあるということを説明するときに笠原医師がもちいた図です．「AがあってBがあってCが加わってDが起こって，そこへEが加わってFになる」という，図3のような線的な考え方ではなく，図4のように「ABCDEFという条件が揃ったときに，その真ん中に出来事が起こる」ということを表しているもので，状況あるいは状況因という言い方もされています．Aは患者のいろいろな状態で，Bは薬など，Cは職場，Dは家族，さまざまな状況がたまたまこういうように揃ったときに，うつ病ならうつ病というものが起こると説明されるようです．Hanaは図1や図2，図3，図4のように病気とその回

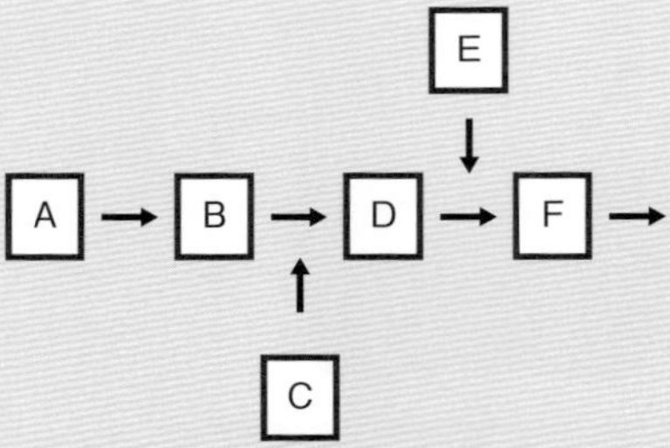

図3　原因結果論（線型）
（文献3より引用・改変）

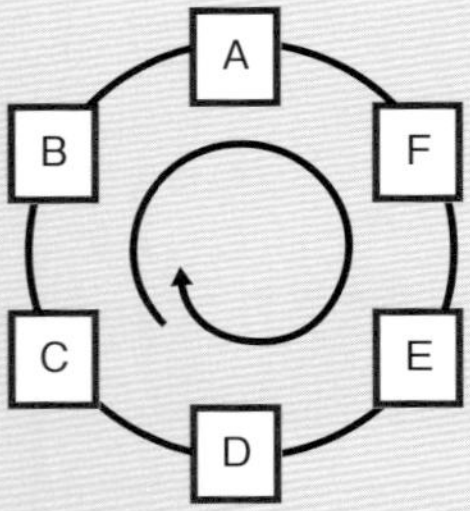

図4　原因結果論（円環型ないし星座型）
（文献3より引用・改変）

復などについて，そのイメージを図で示して説明され，それがわかりやすかったと言っています．

　図5は笠原医師の対話型療法（小精神療法）の基本姿勢を示すものです．精神科医としての立場から精神療法は薬物療法を補完するものといいながら，精神力動的なひとに対する理解をしない精神科医が増えていることを危惧し，「症状」や「疾病」の奥に控える「人間」について常に関心をもつ，すなわち対象となる患者の生活背景を見ることの必要性を折に触れて述べています．

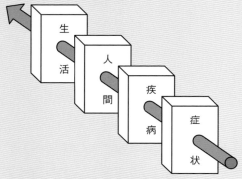

図5　症状のうしろの人間・生活をみる
（文献3より引用・改変）

Point 3 : 患者の生活を知る工夫

　笠原医師がもちいた「生活記録のメモ」とは，図6のような簡単なチェックシートのようなものです．午前-午後-夜に分けて調子を大まかに○△×で記入し，メモにそのひとが思ったことや感じたこと，何かしたこと，調子などを簡単に書いて持って来させ，それに基づいて問診し，補足を聞き，そのメモもそのままハサミで切ってカルテに貼り付けていたようです．

日付	午前	午後	夜	メモ
5/18	×	×	△	寝て過ごす
5/19	△	△	△	何とか登校する
5/20	△	△	○	

図6　生活記録のメモ

Point 4 : 治療者-患者関係を和らげる互いの日常的行為を通した関わり

　笠原医師が何気なくされる，患者が持って来た生活日記のようなメモを受け取り自分でハサミで切ってカルテに貼るという行為は，対話が中心の精神療法のなかで主治医の日常の生活でも見られるような作業にあたります．この「紙をハサミで切り，カルテに貼る」という日常的な行為が「治療としての言葉のイメージ」が作る医者としてのイメージに，少し不器用だが真面目に患者に関わる好々爺のような生活感を感じさせる笠原医師の人柄を具体的に表す一面として重なり，硬くなりがちな治療者-患者関係を和らげ，具体的なものにしているのです．

2

わたしと作業

Hana

　笠原先生からは，折に触れて具体的な活動を提案されました．大学院に入って，山根先生から「それも一種の作業療法だ」と言われましたが，そのときはまったくピンとこず，ピンとこないまま大学院を修了し，最近になってやっとその意味が腑に落ちたところです．

　自宅療養中，最初は外に出るきっかけとして，ひとが少なく静かな早朝や，日が暮れて暗くなりひと目が気にならなくなってから，散歩に行くことから始めたのですが，そのうち手ぶらで歩くのもなんだからと，もともと好きだったデジタルカメラを持って行き，道端の草花や風景を撮るようになりました．

　ひと目が気になる時期には，「客席が一定方向を向いていて，中が暗く，ひと目を気にしなくていいから，最初に外に出る練習にはいいよ」と映画を観ることを笠原先生に勧められて Point 5 ，家族と何度か観に行きました．同じく勧められて図書館や美術館にも何度か行ったのですが，もともとあまり興味がなかったので，これは続きませんでした．

　手芸は，勧められたもののまったく気が進まなかったのですが，もともと手作業は嫌いではなかったので，他に何かやれそうなものをと考えて，

小学校時代に好きだった木工や版画に始まり，篆刻や彫金にも初めて挑戦してみました．

　また，塗り絵もいろいろな種類のものを買ったのですが，幾何学模様のような，マンダラ模様の塗り絵は夢中になれたものの，当時流行していた，大人の塗り絵は，塗り絵とはいっても絵を描くように色を重ね塗り（混色）するなど自由度 Point 6 が高いことが疲れる原因となり，最終的には百円均一ショップで売られているような，単純な絵画性の低い幼児用のキャラクター塗り絵をやったりしていました[4]．

　運動もしたいと欲張り，市民体育館へ少しの間通いましたが，1つのバスケットゴールを共有しなければならないため，他のひとと交わることが億劫になってしまい，市民体育館でのバスケットボールは続きませんでした．

　苦手意識が強くしばらく避けていた料理は，何度も勧められてようやくやってみたところ，意外とうまくできました．自分には向いていない，できないと思い込み，失敗して食材を無駄にしてしまう恐れからなかなか挑戦できていなかったので，意外とうまくできたことに驚いたのと同時に，ひさびさに「うれしい」という感情が湧いたことを思い出します．

　また，わたしが幼い頃から母がステンドグラスの仕事をしていたので，その手伝いは一番馴染みがよく，長続きしました．ステンドグラスの工程の花形ははんだごてだと思っていましたが，その前の地味で面倒な，ルーターでガラスピースを削り込み，コパーホイル（銅のテープ）をそのピースに巻く作業に夢中になりました．単純で根気がなければできない作業ですが，調子が良い日は半日くらい続けて作業をしていられました．そして，その進捗具合を調子のバロメーターにもしていました．

　もう一つ，わたしに与えられていた大きな作業といえば，飼い犬の世話でした．母がパートに出ている週3日間は完全にわたしに任された役割で

した．もともと動物は怖くて苦手だったのですが，一緒に過ごす時間が長かったことと，その無垢な姿に触れているうちに，徐々に大きな愛情を注ぐようになっていきました．人間の子どもの世話だったら，あの当時の自分の状態では務まらなかったと思いますが，室内で飼っている小型犬の世話というと，ごはんとトイレと遊び相手くらいなので，ちょうど良かったといいますか，社会から切り離され家に引きこもっていた惨めな自分であっても，この飼い犬の世話という「自分の役割」があったことは，長い療養生活において非常に大きな意味があったと確信しています．

⚠ ZIZI の解説 ⚠

Point 5：生活行為を介して治療する

　映画や図書館，美術館に出かけることを笠原医師が勧められたのは，そうした形でひと目に慣れること，すなわち生活技能訓練（SST：Social Skills Training）におけるホームワークのような作業の使い方といえます．思考優位になりがちな診察室での対話型精神療法に対して，実際の生活行為を通して対話を進める工夫をなされていたものと思われます．

　図7は，笠原医師が治療に関わっておられる町中の診療所の入り口，図8は受付待合室です．古いタイプの精神科病院や精神科単科の病院をご存知の方はおわかりと思いますが，町中の診療所やそこでおこなわれている診療風景は単科の精神病院とは随分感じが異なり，気軽に受診ができます．

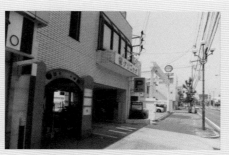

図7　診療所外観

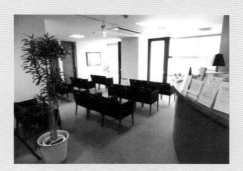

図8　待合室

Point 6 ：作業の自由度とは？

　作業療法では創作表現活動に対して，作業する者の思いを表現できる程度を自由度といいます．塗り絵は描くという一連の作業のなかでも，下絵が決まっているので一般には自由度の低い作業になりますが，大人の塗り絵も下絵はありますが名画などの作品を塗り絵にしたものなので，着彩にはかなりの技術が必要になります．塗り絵を含む，「描く」という作業の特性は拙著[4〜5]を参照していただくとよいかと思います．

3

大学院に行こう

Hana

1）長い停滞期

　「しばらくは，仕事をするよりお稽古事か学校に通うことなど，こちらがお金を払ってすることを」と勧める笠原先生の助言を無視し，先生の許可が下りる前に勝手にアルバイトをして失敗と挫折に終わり，自宅療養も長引き，先の見えない状態にありました．

　しかし，振り返って考えてみると，笠原先生はいつも正しかったといいますか，間違ったことやわたしに不利益なことは一度も言われたことがない，と遅ればせながら気が付きました．

　わたしは，高校時代に勉強で落ちこぼれ，薬剤師になりたいという夢が絶たれたのがうつ症状の悪化の最大の原因だと思い込んでいたため，そんな嫌な思い出のある勉強は一生したくない，また，あの状態で早稲田大学に現役合格できただけでも奇跡中の奇跡であって，もう二度と起こることはないと思っていました．そのため，いくらお稽古事や学校に通うことを勧められても，早稲田大学よりも偏差値を下げた大学院に行って最終学歴

に泥を塗るようなことを目指すのは馬鹿げている，という変なプライドで逃げ腰になっていたというのが本音でした．

2）大学院へ行きたくなったきっかけ

　それなのに，なぜ急に大学院へ行こうと思い立ったのかというと，自宅で手作業をしているときに，邪念が消えてその間だけ精神的苦痛から解放され楽になれている，ということに気付き，例えば自分が通院しているような町中にあるクリニックの待合室を有効活用して，何か作業をする場があればどうだろうかと考えたことがきっかけでした．

　待合室を2種類設け，1つはこのまま，静かなBGMと観葉植物があり，読書や編み物程度ができる空間，もう1つは，小学校にある図工教室（できれば防音仕様）のような手作業ができる空間，そしてそこに作品を展示するスペースもあったらいいな，と思いは膨らみました．

　この後者の"作業のできる待合室"というイメージを思い付くと，居ても立っても居られなくなり，パソコンで「作業　精神」など，適当なワードを入れて検索を試みました．早い段階で，作業療法士の山根寛先生がヒットし，その研究内容の紹介文を読むや否や，「この先生しかいない」と思い，すぐに問い合わせのメールを送りました．しかし，"教授＝偉くて忙しいひと"というイメージもあり，返信はいつかいただけるだろうか，くらいに構えていたため，即日返信が来たことに驚いて，心拍数が上がりガクガクしたのを覚えています．

　これが，わたしが大学院に行こうと決めたいきさつです．

4

Hanaの診断について

ZIZI

　Hanaの現病歴と診断，治療の経緯について概略をまとめておきます．Hana自身とHanaのお母さんからの情報を整理したものです．本文中でHana自身でも現病歴などについて触れていますが，ここではさらに詳しく述べることとします．

現病歴

　小学校高学年頃から，軽い慢性的な不定愁訴（主に頭痛）が始まり，中学1年生のときに，近所の内科医の勧めで大学病院を受診しています．大学病院では，CT，MRI，脳波などほとんどの検査をしても何も異常が見つかりませんでした．しかし，Hanaからは頭痛以外にも胸や胃の痛みなどいろいろな訴えがあり，そのときには自律神経失調症か仮面うつだろうと診断されています．
　その後，通院していた近所の内科で心療内科を受診することを勧められ，受診した心療内科の精神科医からは不安神経症という診断がなされた

ようですが，その精神科医の対応に不快な思い Point 7 を抱き，2回通院しただけでそこへの通院はやめています．

しかし，慢性頭痛や動悸に加え，高校時代には鬱々とした気分や朝起きられないといった状態が起きるようになり，その症状は年々悪化していきました．そのため，高校3年生のときに頭痛専門外来がある神経内科クリニックを受診し，そこでは混合型慢性頭痛（緊張型頭痛と片頭痛の混合型）と診断され，薬物治療を受けるようになりました．

大学時代は，その神経内科クリニックでは投薬だけしてもらい，薬は送ってもらって服薬していたそうです．大学4年生の秋，就職内定先でアルバイトをしていたときに，電話での様子がおかしいと感じられたお母さんが，当時実家のあった名古屋から横浜まで来られて，横浜には全く土地勘がなかったためにひとまず親戚がかつて住んでいた鎌倉方面に向かうことになりました．何カ所か受診先を調べてあったそうですが，いずれも休診や連絡が取れないなどで困っていたところ，鎌倉駅の駅前で，たまたま最初に目に留まった精神科クリニックへお母さんがとび込み，受診をされたそうです．どこでもいいからとにかく娘を受診させなければ，というお母さんの切羽詰まった思いからの行動だったと思われます．

そのとび込んだ精神科クリニックで診療にあたった玉井医師から，いくつか質問をされた後，「うつですね」と言われています．当時のHanaは，まだ若く，「うつ」＝精神病，「うつ」＝自殺，という古く間違った認識をもっていたため，相当なショックを受けてその場で泣きじゃくったことを今でも鮮明に覚えている，とそのときのことを思い出して語っています．

玉井医師の熱心な治療のおかげでしばらくは横浜の会社でなんとか働くことができていましたが，Hanaの異変に気付いた会社側からの執拗な退職誘導があり，数カ月でどうにも続けられない状態になったそうです．Hanaはそれでも仕事を続けたくて必死だったとのことですが，心身とも

に限界になっていたため，ご両親の説得を受け入れ実家へ戻ることになっています．そして，2006年6月，玉井医師に名古屋へ帰ることを話すと，「名古屋で暮らすことになるのなら笠原嘉先生を」と紹介されています．そして，玉井医師の紹介により，当時笠原医師が院長をされていた桜クリニックで受診することになったそうです．

桜クリニックでの初診は，同伴した父の説明を「僕はお嬢さんに話を聞きたい」と遮られたことでさえ怖く，笠原医師にいろいろ聞かれて答えるのが面倒になってきて早く終わらせたい一心で，「病識はないです」と答えて場が固まったような思いがしたことだけを記憶していると言っています．笠原医師は玉井医師の紹介状と低量で効果的な投薬量を理解されたうえで，「病状が軽くはないので3カ月から半年くらい様子を見ましょう」と言われ，治療方針により薬の種類と量が一気に増えています．半年以上経っても良くならず，そのことを笠原医師に聞いたとき，「そう（3カ月から半年でと）言ってでも休ませなければならないほど，あのときのあなたは危険な状態だった」と言われたとのことです．

笠原医師の治療は，診断名にこだわらず，対症療法（疾患の治療を目的としたものではなく，症状を軽減するための投薬）として患者の病状に対処される方針なので，患者が聞かない限りよほどのことがないと病名を告げられることはありません．診断名にこだわらず常に患者の目線でその気持ちや生活を考えて細やかな配慮のある治療をされるため，患者から聞かれれば，「○○ということも考えられるよ」といったように，断定しないかたちで，患者にも自分の状態を考えさせるような告げ方をされています．

また，病名に関しても，そうした病名が考えられる状態を「深さで観る」 Point 8 という見方をされています．Hanaの病状に対しても，"病名の告知"というものはされておらず，大学院に進学することが決まったときに，ひとになんの病気かと聞かれたら，「軽症うつ[注3]」と言うように，と言わ

れたとのことです．

　その後，Hana が大学院に進学し，「自例研究」に取り組んでいろいろな体験を言語化するようになってから「最初は統合失調症を疑わせるような時期があったが，今としてはまったくの誤診だった」と診察のときに言われたと言います．ほぼ安定して症状の落ち着いている近年の診察では「あなたのノイローゼ Point 9 は……」と，Hana の状態について話されるそうです．

⚠ ZIZI の解説 ⚠

Point 7：治療者の対応の影響

　不快な思いをした最初の精神科医の対応とは，Hana いわく，「高校を留年しなさい」とその医師に唐突に言われ，驚き，「それほどじゃないですし，それは嫌です」と言ったところ，「ひとの忠告を聞かないあんたのその頑固さが何事もうまくいかないすべての原因だ！」と突っぱねられ，バウムテスト（木の絵を描く心理テスト）でも，億劫なのと絵を描くことが苦手だったため適当に描いて提出してしまったところ，同じように，「あんたは頑固者のひねくれ者だ」と言われ，診察室で何か言っても無視に近い対応で返事をされなくなり，傷ついたのと悔しいような思いをして通院をやめてしまったということです．

注3：笠原は，この「軽症うつ」についてそれなりの心理的理由があって起こる心理的反応と一般に思われている「うつ病」とは違い，「ひとりでに起こる」種類の軽い「うつ」で，心因性のうつであると述べている[2]．

そして，「知り合いにも同じように不快な思いをして転院したり，医師不信になって通院を一切やめてしまったり，逆に周囲が転院を勧めるような医師にしがみついて余計に悪化したひとなど何人かいますので，もちろん無駄に転院をするのはよくありませんが，まずはちゃんと話を聞いてくれる，誠実な医師を探すことも患者側の努力として大事なことだと思います」と述べています．

Point 8：深さで病状を観る

「深さで観る」という言い方は，笠原医師がHanaに，「あのダムの水位の図あったでしょ？」と，ダムの水位の話をもう少し"診断名"という切り口からも詳しく教えようとされたときに使われたものとのことです．

笠原医師が直接ご執筆なさっているものを読んだことはありませんが，「前から後ろから！（http://fujikko92.exblog.jp）」で軽症うつ病の話をされたなかで，「Akiskalのいう"soft bipolarity"です．病気になる前に循環気質だった人がうつ病になると，bipolar depressionになる可能性が大きい．難治性軽症うつ病のなかに「かくれ双極性」が潜んでいることもよくあります．双極性の素質をもっている人には，対応した薬剤の処方を考える必要があります．Rapid cyclerなども多く，どういうわけかこのタイプは今後増えていきそうですね」ということを言われています．

この，難治性軽症うつのような病状の見方が「深さで観る」ことなのか，笠原医師に伺ってみないとわかりませんが，いかにも笠原医師らしい表現といいますか，患者の目線で臨床をされている先生の病状の見方を表す表現です．

少し長い引用になりますが，『臨床精神医学』（アークメディア　発行）の「第39巻第3号」に掲載されている九州大学大学院 医学研究院の神庭重信医師の書評「うつ病の臨床精神病理学：「笠原嘉臨床論集」を読む」では，次のような内容が紹介されています．

　「───次に笠原・木村分類の第二の特徴に移る．内因性うつ病が軽症のうつ病として現れることがあり，かたや心因が精神病症状を伴ううつ病を生むことがある．類型と症状の軽重は，一定程度の連動を保ちながらも，独立して動くことがわかる．笠原らは，そこにジャクソン JH に起点をもち，エイ H により完成された器質力動論 organo-dynamism をもってくる．すなわち，意識の解体水準の深さに応じて，軽うつ病＜軽躁病＜うつ病＜躁病＜精神病が現れるとして，第Ⅰ型から第Ⅵ型に，それぞれ相応する亜型を付置したのである．つまり笠原・木村分類は，カテゴリー分類にディメンジョン的な心的水準段階を組み合わせた立体構造をとっている」．

　ここで示されている笠原医師のこうした病状の見方が「深さで観る」ということを表していると思われます．

Point 9 : ノイローゼとは？

　「ノイローゼ」とは，ドイツ語の Neurose，英語の neurosis の日本語訳です．一般に心の病気を総称するように使われることがありますが，ノイローゼは，神経症のことを指し，主としてひとが受けるストレスに原因があるといわれています．

　内因性の統合失調症や躁うつ病（気分障害）などとも違い，専門医がきちんと総合的に診察すれば診断がつきますが，一般的には判別することが非常に難しい病気です．その原因や症状が心身両面にわたって実に複雑であるため，専門家の間でも時代や国によって，神経症の

概念がまちまちとなっています．

　しかし，原因や症状が複雑で多彩ではありますが，現われ方にいくつかの共通点があり，その共通点によって神経症は，いくつかの種類に分けられています．最も大きな共通点は，その症状の中心が「不安」であるということです．「不安」には，現実に危機が目の前で起こりそうな場合の「不安」と，これといった具体的な理由がないのに感じる「不安」がありますが，不安を感じるだけで神経症の症状になるわけではなく，神経症の場合には，「不安」が本人にとって非常に苦しい苦痛をともない，社会的にも職業的にも，その苦痛のために，なんらかの支障が起こってくるようなレベルの「不安」が，ある程度の期間以上続いているのが特徴といえます．

文献

1) 笠原　嘉．うつ病が少し長引くとき．軽症うつ病―「ゆううつ」の精神病理．講談社現代新書，1996，pp172-210．
2) 笠原　嘉．今日の治療．精神病．岩波書店，1998，pp.120-150．
3) 笠原　嘉．「私の精神科外来経験から」．外来臨床精神医学，2003，1（1）：18-27．
4) 山根　寛．包括的作業分析の方法．ひとと作業・作業活動．新版．三輪書店，2015，pp145-149．
5) 山根　寛．ふたたび「描く」という作業を通して．ひとと作業・作業活動．新版．三輪書店，2015，pp240-248．

第 II 章 わたしの作業体験

1 作業体験の始まり

Hana

　こうして，わたしがこれまで大学で学んだこととはまったく違う作業療法学専攻という領域に関することを大学院で体験し自分自身を事例として研究する「自例研究」をする生活が始まりました．わたしが経験した作業体験の経過については「付表2　作業体験経過」を参照してください．

1）当事者であることの開示

　山根先生に直接会う前に，「（病気のことを山根先生に）開示するつもり？」と笠原先生に聞かれ，当事者性を生かそうと考えていたので当然開示する心積もりでいたのですが，なぜ笠原先生が改めてそのように聞かれるのかと少し動揺しました．そのとき，わたしは「（山根先生は）この分野の第一人者の方なので信じていいと思っています」と答えました．そうしたら，笠原先生は「まあ，大きいことしようと思わずに」と，なんとなく歯切れの悪いような，微妙なニュアンスで言われました．別にそんな大きなことをという気持ちはなかったので，なぜここで水を差すようなことを

言われるのだろうかと思いましたが，頑張り過ぎて自滅してきたこれまでのわたしのパターンを繰り返さないようにという先生の心配だと受け止めました．後日談になりますが，そのとおりでした．

　実際に山根先生に直接お会いしたことはありませんでしたし，理由はよくわかりませんが，なんとなく（山根先生は）信じていいひとだという確信のようなものがありました．これは根拠のない自信ですが，わたしはそれまでも，直感で確信したことや自分の勘のようなものに従えば，失敗がほとんどありませんでした．反対に，周囲の期待や助言，自分の適性など，諸々の折り合いをつけて，最善の道を選択しようと，考えて，考えて，考え抜いて慎重に決断したことのほうが，失敗というか挫折に終わることが多かったように思います．

　そういう訳で，わたしは自分が治療を受けていること（当事者であること）を最初に山根先生やゼミの学生たちにも開示して，わたしの大学院生活が始まりました．開示したことで，大学院に来てからしばらくは，いろいろなひとがわたしが当事者であるということに，いろいろな反応をして，想像以上にしんどい思いをしました．また，山根先生は分刻みのスケジュールをこなされていて，話しかけるのは失礼だという思いから話しかけることを躊躇って，わからないことを聞くということをしませんでした．そうしたこともあり，最初は忙しくされている山根先生に威圧感があるように感じてしまい，正直怖くて話しかけるのを遠慮することも多く，わたしにとって初めての大学院生活の始まりは，緊張の連続でした．

2）「遠慮」と「配慮」の違いを教わる

　大学院在学中のわたしは，お忙しい先生にアポイントメントをとって，

わたしのために時間を空けていただくのは分不相応な失礼なことと思い込んでいました．しかし，それは配慮ではなく間違った遠慮であり，山根先生からすると迷惑な気遣いだということが，しばらくするうちにわかってきました．先生の部屋の前まで行って，来客がないかどうかを確認し，いつも躊躇いがちにノックして研究室を訪れていたことに関して，「あなたのそういうところがわがままだ」と卒業間際に注意され，とてもショックでした．わたしなりにかなりの気を遣って，頻繁に部屋の前までそっと様子を見に行き，電気が点いていて（先生が在室），なかから話し声が聞こえない（来客中や学生の相談中ではない）ことを確認してから，恐る恐る勇気を出してノックをしていました．しかし，その自分なりの気遣いが逆に迷惑な類の行動になるのだと知り，それを指摘されたのが卒業間際だったこともあり，とてもショックでした．

そのときも先生は，先生がいつも言われていた，「配慮はしても遠慮はしない」ことの大切さを話されていたように思います．この「遠慮」と「配慮」は違うということを，在学中の他の場面でも折に触れ，根気よく，その度に丁寧に説明してくださっていたことを思い出します．今はその意味が理解でき，そのことにとても感謝しています．

3）わたしの研究テーマは「小精神療法＋作業療法」

ゼミの最初のころ（2013年5月くらいだったと思います）にも，ゼミの講師やゼミの他の学生たちから「何が言いたいのかよくわからない」「（Hanaが学びたいのは）小精神療法と作業療法，どちらがメインなの？」と，ゼミのなかで問われたり，指摘を受けたりしました．しかし，そのときには，どちらを主に学びたいかというより，わたしの気持ちは「どちら

も」でした．まだ作業療法について何も知らない段階では，自分に体験のある小精神療法のほうが実感があるためか，テーマとしては小精神療法をメインにしたほうがよいのではないかという思いも正直ありました．

　一方で，小精神療法で笠原先生が"あとちょっと"と言われたことの解決の糸口が作業療法にあると思っていたことと，笠原先生と山根先生は考え方などの根本が似ていると思っていたこともあり，可能ならお二人の先生に直接対談していただき，それぞれのお考えを話し合っていただくことができれば，わたしが望んでいることが何かがはっきりするのではないかと思っていました．そのことを山根先生に話したところ，笠原先生さえよければ雑誌『臨床作業療法』（青海社　発行）においてインタビューのかたちですればいいと言われました．そこで，思い切って笠原先生に電話でそのことを伺ってみたところ，快諾してくださいました．そして，山根先生が名古屋の桜クリニックにいらっしゃる笠原先生を訪問され，笠原先生の精神科医療の考え方についてインタビューされることになり，それが「精神症状の背景にいるひとをみる—臨床の知を求め続ける85歳の精神科医—」という記事になり，『臨床作業療法　2014年1・2月号』に掲載されました．

4）大学院のゼミという環境

　これまでの人生では，他人と本音をぶつけ合った経験がまったくといっていいほどなかったわたしですが，初めての体験でもある大学院のゼミのなかで，ゼミ生や先生たちが，ときには喧嘩一歩手前なのではと思ってしまうくらい，侃々諤々の熱い議論をし合っていたり，ゼミ以外でも，お互いにそれぞれの意見を臆することなく述べ合っていたりする環境に慣れる

には，わたしには少々時間がかかりました．

　また，ゼミでもゼミ以外でも，人間健康科学系専攻の大学院でわたしが出入りしていたところは作業療法士が多いため，まだ作業療法のことを十分に知らないわたしは，的外れなことを言って顰蹙(ひんしゅく)を買うのではないかと思い，遠慮して発言を控えていました．その頃のわたしは，作業療法の教科書にもなっている山根先生の著書に述べられているような，作業のもちい方や患者さんへの関わり方などが，すべての作業療法の臨床でおこなわれているものと思っていたのですが，大学院に入り，精神科以外の作業療法のことや学会参加などで見聞きする作業療法の実状を知り，どうもそうではないということに気が付きました．

　また，個人的なことですが，わたしは歌って踊ってという楽しいノリに合わせることが苦手だということを身をもって実感しました．多くのひとにとっては楽しいと思われる場に，内心苦痛を感じていること自体も申し訳ないという気持ちになるのですが，それでもやはりノリに合わせることができないので，早くその場から去りたいという気持ちが起きるのです．おそらく，一番近い例は，本気で音痴を気にしているカラオケが嫌いなひとが，無理やりカラオケに誘われたときの"逃げたい"というのと同じような気持ちです．

　そのため，作業体験中のデイケアでの盆踊り大会やクリスマス会，普段のカラオケルームなどで，楽しげな周囲のノリに合わせられない自分を，苦痛に感じていることに気が付きました．作業をもちいる関わりにはとても関心があるのですが，自分がそれをする側にはなれないなと実感したのです．

5）山根先生と笠原先生の対談

　先述しましたが，もしできたらいいなという気持ちから，山根先生や笠原先生にお話しして，そのお二人の対談が，『臨床作業療法』の企画の一つという形で，2013年7月11日に本当に実現することになりました．

　山根先生と笠原先生には，一度直接会っていただきたいと心底望んでいたのですが，いよいよ桜クリニックでの対談のとき，対談の場にゼミのスタッフなど他のひとが同席されることには，理由ははっきりしなかったのですが，なぜか嫌だなという思いが湧きました．今思えば，お二人だけで対談して自由に思いを語ってほしいというわたしの気持ちが強かったせいだと思います．そのため，ゼミのスタッフなどの同席の希望に対して，笠原先生は「どなたでもどうぞ」と言われたのですが，そのことにも，あの当時のわたしには非常に抵抗がありました．

6）当事者（統合失調症の母）の介護体験のある女性医師の講演を聴いて

　また，これまでの生活とは大きく違う大学院生活では，いろいろなひとのいろいろな反応に疲れてしまい，自分の研究テーマにさえ迷いが出てきた時期（2014年の春先）がありました．そのときには，大学院を1カ月あまり休んで下宿先に引きこもってしまっていたのですが，授業でお世話になり，よくお話をしていた他専攻の教授の紹介で，日本統合失調症学会に参加させていただく機会を得ました．その教授が，京都で開催される日本統合失調症学会で座長を務められることになっていたお知り合いの京都

大学の村井俊哉教授にお願いしてくださったのです．

　その学会で，なんとなく入ったホールで，当事者（統合失調症の母）の介護経験のある精神科医として精力的に活動されている夏苅先生の講演を聴きました．夏苅先生の講演を聴いたことで，迷いが生じていた大学院の研究テーマを，当事者性を生かした研究として続けようと思い直しました．

　わたしにとって一番共感した夏苅先生の言葉は，「若いひとにとっての"のんびり"（休みなさい）はときに残酷な言葉」というものでした．それは，頑張らないで「のんびり…」などと簡単に言うが，どうしてのんびりなんてしていられるのか．経済的にも家族内でも余裕があっての「のんびり」で，先の見えない不安のなかで「のんびり」なんてできるはずがないというお話でした．医師は基本的に元気なひとが多く，患者が一番わかってほしい部分を理解してくれる先生は本当にまれなので，やはり夏苅先生のように当事者を家族にもち，介護経験があることは，精神科医療においては特にプラスになり得るものだと実感しました．

　また，この学会に参加させていただく機会を与えてくださった座長の村井教授の講演も聴きました．ややこしい内容を非常にわかりやすい言葉で滑らかに話されているのに聴き入ってしまいましたが，ここでも不安定だったわたしの気持ちを上向かせてもらえた言葉がありました．それは，「（患者と健常者の）差を強調するだけでなく，（その）差が小さいことの強調も必要」というものでした．このお二人の講演を聴いたことで，わたしの当事者体験をまとめることの意義を改めて確認しました．

2

緊張,不安感,ストレス
(第①期:第1週～第7週,作業体験回数:9回)

Hana

　自分自身が作業体験をすることで「自例研究」としてまとめることに迷いがなくなってからは,週1～3回くらい実際に作業療法の場に通うようになりました.初めて入った大学病院の精神科作業療法室のパラレルな作業療法の場は,わたしが入学前に想像していた図工教室ふうの"作業ができる待合室"のイメージとあまりにも似ていたため,驚いて鳥肌が立ちました(付表2の第①期参照).

1) 緊張から始まって

　しかし,最初は何をして過ごせばいいのか,誰に声をかけていいのか,わからないことばかりでとても緊張しました.自分が邪魔になっているように感じてとても居づらい思いをしました.また,患者さんに対してのスタッフの口調など,些細なことが気になったりもしました.
　初めての場で,場の状況がわからず気が利かないのは,実際に気付いていないことも多いのですが,気付いていないフリをして,参加しているひ

▶▶▶ 第Ⅱ章　わたしの作業体験

とたちとの関わりから自分が逃げているときもありました．それは，単に手を差し伸べる勇気が足りないためや，不器用なので最終的に困ることになることを避けるため，また，そのときはまだ爪噛み癖が治っておらず指先が汚かったので，それを見られたくなかったためなど，緊張しやすい性格上，面識のないひととの接触を極力避けてしまうわたしの行動特性によるものでした．

　作業療法士は目立ってはならず，場の風景にならなければならないと教わりました．そして多くの作業療法士はそのような感じでしたが，場の風景とは反対にキビキビと動く作業療法士もいて，そのような作業療法士には話しかける隙もないという感じを抱きました．参加している患者さんの様子などから見ても，同じような思いを抱いているのではないかと思いました．

　また，初めてパラレルな作業療法の場 **Point 1** に入った日に，近くで震えていた患者さんが，ガタガタ震えながらも慎重に丁寧に，他の参加者にお茶出しをしている光景を見て，手の震えを気にしてお茶出しを避けている自分は，単にプライドが高いのかもしれないと思い，ハッとしました．作業体験の場では，本当にいろいろな気付きがあります．

　緊張からなのか，何か反動的な気持ちからなのか，理由は不明ですが，わたしはときどき異常に空腹感を感じることがあります．作業療法室でも，少し慣れたころからその空腹感が起きるようになりました．そうした日常的な体調の変動とは違うのですが，頭痛と朝から手の震えが気になり落ち着かない状態の日がありました．そのときは，いつもと違う頭痛や手の震えなど，体調の違和感のほうにほとんどの神経を使い，それまでのように緊張しなくて済んだということを体験しました．特別なことではないかもしれませんが，体調の違和感に気を取られて忘れるほど，初期の緊張が緩み始めていたのかもしれません．

作業療法室では，作業に取り組めているときは快適なのですが，することがなかったり，わからないことが出てきたりすると，途端に苦痛になってしまいました．作業に依存しているときには感じないことなので，これが作業に依存することの意味なのだと気付きました．また，作業療法士にとって，道具がある場所やそれぞれの道具の状態（破損や故障がなく使えるかどうかなど）を把握しておくことは，些細なことのように思われますが，とても大切なことだということにも気付かされました．これは，作品の扱われ方がそのひと自身の扱われ方になるため，作業過程や結果としての作品に道具の不備が影響している場合，参加者に不要な失敗体験をさせたり，不快な体験をさせることがあるからだと後で学びました．いろいろな気付きが増えていきました Point 2．

2）とにかくこんなことまで

第①期には，とにかくこれまで体験したことのない場なので，こんなことまでというほど，わたしの行動パターンがあらわになりました．

例えば，初めての場では普通，挨拶代わりに自己紹介をしますが，どの程度自分のことを話して（開示して）いいのか，何か聞かれたらどの程度答えるかといったことまで気になってしまいました．

そのほかに，
・実習生と一緒にそら豆の火の番をしていたときには，その学生がいない間も勝手にグリルを開けて豆を転がすべきなのか，それは差し出がましいのではないか．
・調理器具の場所がわからないときに，勝手にシンク下やプラスチックの引き出しを開けて探していいのか，スタッフに聞くべきか．

▶ ▶ ▶ 第Ⅱ章　わたしの作業体験

- プログラムに参加している患者さんに話しかけていいのか，また，話しかけられた場合にどの程度会話を深めていいのか．
- 興味をもった作業をやっていいと言われても，本当に勝手にやっていいのか．
- 自分の立ち居振る舞いが適切か，ここに居て邪魔になっていないか，この患者さんはそろそろ離れてほしいと思っているのではないか，そうならどうしたらよいのか．
- 革細工のスタンピングをしていて，音がうるさいことと，テーブルが揺れることに神経質になった．
- 常に，スタッフや患者さんが自分のことを受け入れてくれているだろうかと不安になった．
- 名前を知らないと話しかけにくいし距離がある感じがするので，まだ話したことのないひとたちの名前を早く知りたいが聞いていいのか．
- 紙粘土が乾燥してカチカチになっていたが，これはもう使えないのか．
- 皆さんが自由にやっている塗り絵をわたしもやっていいのか．
- 実習生のことを慕ってそうな患者さんがわたしと目を合わせてくれない気がして，わたしが何か刺激を与えてしまっているのかと不安になった（無視されているような感じがしばらく続いてしんどかった）．
- 患者さんによく聞かれる，道具や材料の場所がわからない（早く覚えてしまいたかった）．
- わたしが途中で席を移動し，キッチンのテーブルに一人で座っている患者さんの横に行ったが，もしかしたらこのひとは一人になりたくてここに居たとしたら，邪魔なのではないか．
- 二人居るスタッフの言うことがまったく違うときに，どちらに従うべきなのか．
- スタッフの一人に挨拶したときの返しが冷たく感じ，わたしは嫌われて

いるのではないかと不安になった．
など，ちょっと聞けば済むことが聞けずに勝手に悩み込んでしまう，失敗するまいというわたしの完璧癖などが影響したもので，今から思えば，なんでこんなことをというようなことに，第①期はとらわれていました．

3）初めての陶芸

　手始めにすることになった陶芸は，粘土の特性である，やわらかい，誰でも馴染みがある，誰でもできる，材料の可塑性がありうまくできなければ練り直すことで何度もやり直しができるといった理由から選択されたものでした．最初は周囲をキョロキョロ見てしまいましたが，ほどなく自分の世界に入り込めました．パラレルな空間の，不思議な居心地の良さを感じたのを思い出します．ひとといることによる緊張や気遣いによる疲弊もない，いわゆるパラレルな空間の説明にあるそのままの状態を実感したのです．
　初めての陶芸体験でしたが，作業は見ているより自分もしているほうが気楽でした．作業療法士の行き過ぎた介助をしない，個人のレベルに合わせてさりげなくフォローするような関わり方もわたしの緊張を解いてくれました．作業中はネガティブなことを考えずに済み，楽でした．このような体験は"石橋を叩いて渡らない"それまでのわたしには初めての体験でした．
　気分が先か，作品の出来が先に立つのかよくわかりませんが，自分がコントロールしているんだ，と感じられる程度の完成度が作品には求められるのかな，と思いました．
　陶芸では二度ほど薄くし過ぎて穴を開けてしまいました．最初は失敗は

失敗なので仕方がないと思っていましたが，失敗になりかけているものを工夫し失敗という形にしない方法 Point 3 もあることを知り，完璧にきれいではなくても自分の作品には愛着をもてるようになっていきました．

集中力が切れると周囲が気になって，ついつい皆さんが何をしているのかを見てしまったり，会話を耳に入れてしまっていました．

4）革細工による自分の行動の現実検討

気になっていた革細工に挑戦したときは，工程の複雑さと道具の多さに圧倒され，意外と難しいと感じ，すぐに疲れて嫌になってしまいました．スタンピングでは大きな音が響くため，初回はうるさく思われないかなどと周りを気にして萎縮してしまったり，2回目に挑戦した作品が失敗したときには，材料を無駄にしてしまった罪悪感でいっぱいになり，うまくできなかった作品は自宅に持ち帰ってしまいました．

革細工は，最初はやり直しが利きにくい，音が大きくて気になる，失敗したときに落ち込むなど，緊張しやすく完璧主義な自分には合わないかもしれないという感じがあり，作品の完成度についても，誰も期待していないのに期待されていると思ってしまって，何か聞かれると「作品は捨てた」と言ってしまっていたのでした．それまでもこうしたことで疲れることが多かったのだと思います．

その後，研究室で「この前の作品はどうなった？　見せて」と山根先生に言われたときに，「失敗したので捨ててしまいました」と言いました．捨てたと言ったことを怒られなかったため，緊張が解け，その瞬間泣いてしまいました（本当は捨ててはいなくて作品が気に入らず家に持ち帰って隠していました）．捨てたと言って泣いてしまったことに呆れてしまわれた

のか，驚かれてしまわれたのかわかりませんが，そのときにも，山根先生は，以下のことをゆっくりとした口調で説明されました Point 4．
① 失敗したくないという思いが強すぎる
② 判断を急ぎすぎる（＝なんでだろう？　と考える時間が少ない）
③ 普通のことをダメだと思って気に病んでしまう
④ なんでも気にしてしまう
⑤ 自分を受け入れられないでいる
⑥ でもこれから変われる
⑦ なんでもゆっくりやるようにすればいい
⑧ どうせ思考優位ならそれを生かせばいい

5）今，振り返ってみると

　今，振り返ってみると，全体を通して，他人の言動に逐一反応して深読みし，自分自身の立ち居振る舞いが適切かどうかを気にし過ぎて，作業体験そのものよりも，自分が邪魔になっていたり迷惑をかけていたりしているのではないかと不安になり，その所在ない感じに耐えることに疲弊していたのだと思います．

　しかし，スタッフの患者さんへの言動に対して，「そういう言い方をされると……」という思いを抱くようにもなりました．自分自身の経験を他の患者さんに重ねて同調してということもあるでしょうが，他の患者さんが感じているであろう気持ちを推し量ることができるくらい，少しずつ緊張が解けて周りを見ることができるようになっていたのだと思います．

　また，山根先生から教わった自分にとってこれまで考えたこともない作業療法に関する新しい知識を，意識的に自分の体験中の事象に重ね合わせ

てみる知性化 Point 5 ような一面もあったように思います．そして，失敗は悪いこと，咎められること，惨めなこと，という自分の認識が，山根先生によって早速修正され始めることになりました．

⚠ ZIZI の解説 ⚠

Point 1：パラレルな場とは？

　パラレルな場とは「場を共有しながら，人と同じことをしなくてもよい．集団としての課題や制約を受けず，自分の状態や目的に応じた利用ができ，いつ誰が訪れても，断続的な参加であっても，分け隔てなく受け入れられる場」と定義された作業療法の治療・支援構造の特性から生まれた場です．

　大学病院 作業療法室でのパラレルな場では，活動中に「お茶を飲みながらゆっくり活動」の場作りに，参加者でお手伝いしますというひとたちがお茶を入れて，希望者に配って回るティーサービスをおこなっています．他者と同じ活動をしなくていいパラレルな場のなかにソーシャル・サポートの雰囲気をつくることと，愛他的行為（Point 7 参照）ができる場を作ることを意図したものです．

　また，Hana が実際に作業体験をした大学病院の急性期作業療法の場は，写真（図1〜4）のような所です．

Point 2：パラレルな場の効用

　対話型の治療のなかで，思考優位な日常を送ってきた Hana にとって，パラレルな場に慣れて作業に依存している自分の状態を自覚するゆとりが生まれるようになったことで，作業を通して他者との比較も

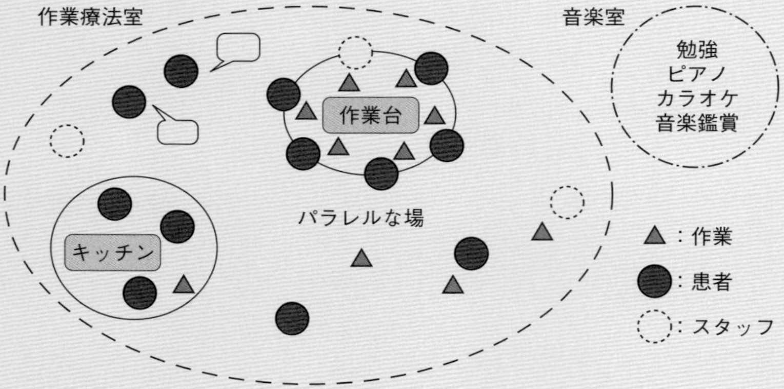

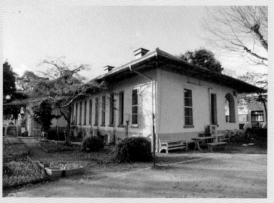

図1 パラレルな場のイメージ

図2 作業療法室があるデイケア棟の外観

含めて自分に起きていることを客観的に見ることができるようになったものと思われます．他者と同じことをしなくてよいパラレルな場の効用の一つです．

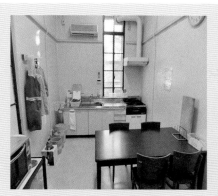

図3　ADLコーナー

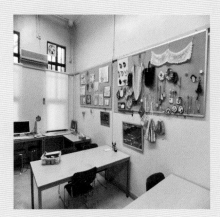

図4　創作コーナー

Point 3 :"失敗"に終わらせない工夫

　失敗させないことより失敗に終わらせない工夫ということを作業療法では大切にします．失敗というのはある基準，こうでなければというとらわれが失敗という認識をもたらします．

　例えば，陶芸で湯飲み茶碗を作ったがひび割れて水漏れがしたり，形がひずんでしまったものなどを失敗作品とみるのではなく，小物入

れに使ったり，寄せ植えの小さな植木鉢代わりに使ったり，用途を変えるだけでも単なる失敗作品ではなくなります．視点を変えることで生活の仕方にゆとりをもってもらえるようにする関わりのコツです．

Point 4：認知の歪みを修正する

　作業療法では対象者の具体的な体験とその結果を通して，認知行動療法（考え方や行動の変化を促し，うつや不安になりやすい自分の認知の歪みを認識させ，そうした状態に陥らないようにする治療法）の利点を生かすことができるのが特徴です．言語による対話型の思考優位に陥らないで済みます．もちろん過程や結果が具体的に表れるため，ごまかせない現実検討を迫られることをどう利用するかという課題はあります．

Point 5：知性化とは？

　知性化は防衛機制の一つです．自分がおかれている状態に対して知的なやや難しい用語をもちいて説明することで自分を納得させ安心を得られます．

3

作業への依存
（第②期：第 8 週～第 12 週，作業体験回数：6 回）

Hana

　第①期が過ぎ，過剰な緊張も少なくなり作業への依存がその効用を発揮し始めた時期です（付表 2 の第②期参照）．

1）この時期に悩んだこと

　この時期には，
・いつも座っている席が空いていないときに，別のテーブルにお邪魔していいのかどうか．
・初めて見た女性患者さんに突然自己紹介をされ，わたしも自己紹介をしたものの，無表情だったので，満足してもらえたのかどうか．
・お盆に載せたお茶運びができない，ティーバッグの場所さえわからない．といったことがありました．
　初めての場での作業体験で 2 カ月経っていない時期でしたが，そうした自分が置かれた状態で少しずつですが，具体的な体験を通して自分が感じたことに自分で気付いていくようになっていました．

2）自分への気付き

　患者さんとの会話も増え，具体的な体験を通して感じるということに，新鮮なうれしさが出てきた時期で，他の患者さんの様子にも目がいくようになりました．そして，パラレルな場の効用とされている，他のひとと場を共にしても，緊張や気遣いによる疲弊もないという感じが起きるようにもなりました．それでもまだ，お茶の時間に手伝いをしたかったのですが，いつものまるでPTSD（心的外傷後ストレス障害）の条件反射のように手が震えるのではないかということを気にして，お盆を持つことができませんでした．またこの時期には，自分がなんでも早く片付けたい性分だということに気付き，ハッとしたこともありました．

　作業体験の初期に作った小皿が作業療法室の作品棚に飾られているのを発見したときはうれしかったのですが，母の誕生日にと作った作品が意外に歪んでいたのには満足できず，思いどおりにいかなかったことにがっかりしたり，失敗を失敗としてしか処理できなかったり，違う角度から見るというゆとりがない自分に，作業体験を通して気付かされました．

　また，他人のうっかりミスに出合ったときにも，一緒にその対処を手伝いながら，それまでと違って，意外にリラックスできている自分がいることにも気が付きました．そして，ひょっとしたら自分が恐れているさまざまなミスも，致命的なミスでなければ，他人をホッとさせることもあるかもしれないと思うようになりました．そうしたことの積み重ねで，失敗を恐れるあまりしつこく確認したり，石橋を叩きすぎて渡ることができなかった自分に，以前山根先生が指摘された「遠慮と配慮は違う」ということもわかるようになりました．

　山根先生に「今日は作業療法の助手みたいだね」と言われたことがあり，

それがわたしにとっては最上級の褒め言葉であり，一番うれしかったことを思い出しました．わたしはどうもひと一倍認められたいという気持ちが強いようで，そのためもあって失敗に対する不安が強いということが，こうした作業という具体的な体験の場で経験する具体的な体験から気付かされました．第②期には，思考優位だったわたしが具体的な体験を通して，いろいろと自分に対する気付きがありました．

3）精神疾患のイメージが変わる

　精神科というと怖いような暗いようなイメージをもつひとが多いかもしれないのですが，精神科作業療法の実際の臨床の場で作業体験をするようになって，あえて困ったことを挙げるとしたら，参加されている患者さんの病いによる深い傷跡と思われることを目にしたときくらいで，患者さんたちと交わるなかでは，世間一般で危惧されているような，例えば身の危険を感じるようなことはまったくありませんでした．

　わたしが実際に作業体験をすることになった大学病院の精神科作業療法の場には，いつも冗談や笑いがあちらこちらで起きていました．入院患者さんが集まられている辺りは，少し元気のない繊細でおとなしいひとたちのスペースになり，外来のデイケア参加者が集まられている辺りは，なかなか個性的で元気なひとたちも混ざっているスペースにと，パラレルな場のなかにもなんとなく大まかな棲み分けがあるような感じで，よくよく気を付けなければ，どなたが救急急性期の入院患者さんか，外来で来られている方なのかわからないほど穏やかな雰囲気でした．そんな雰囲気のなかで，参加されている皆さんそれぞれが自分の作業に取り組んだり，他の患者さんと話して過ごしたりしていました．

わたしは，一般に重症のひとも多いと思われる入院患者さんが集まられているらしいエリアに好んで居ました．元気のない患者さんへの配慮は忘れてはいけませんが，ついこちらも吹き出すくらい面白い発言が飛び出したり，ピュアで裏表のない，優しく楽しいひとたちがたくさんいる，わたしにとっては毎回作業療法室に行くのが楽しみでした．

　作業療法室がわたしの作業体験の場だったので，同じ建物のなかであっても，デイケア参加者が集まっている場へ出向くことは，通常はあまりありませんでした．ただ，デイケア参加者と入院作業療法参加者とで一緒におこなう年間行事のときなどには，合同のプログラムにも参加しました．一番楽しかったイベントは夏祭りのバーベキュー大会で，この日ばかりはと不思議な責任感で場を仕切っている男性や，わざわざ熱風のあたる場所に椅子を置き，そこに腰をかけて暑さに耐えて頑張る女性，非常におとなしい表情なのにバーベキューのおかわりは自分から積極的にもらいに行くひとなど，皆さんいつもとは違った顔を見せていました．そのような，挙げ出したら切りがないほど愉快な皆さん，白衣を脱いでいたため医師と気付かなかったほど場に溶け込んでいる気さくな先生方や看護師さん，薬剤師さん，精神保健福祉士さんなどもいらっしゃって，治療者と患者との間の垣根がバーベキュー大会のときだけはなくなり，とても和やかな雰囲気でした．

4）今，振り返って思うこと

　イベントや刺激的な体験が続きましたが，この期は体験開始から第 8 週目に入って，初期の緊張はかなり少なくなり落ち着いて作業体験ができるようになっていたように思います．ただ，第①期と同様に，教わった知識

を体験中の事象に重ね合わせ，起こったことに意味付けを試みることがさらに増えていました．

　また，「体験の記録は誰にも見せないというつもりでありのままに」，と山根先生に最初に言われていたので，それだけは最低限守ろうと思い，淡々と正直に体験したり感じたことをそのまま記録していきました．ただ，自分のこだわりが強くて完璧主義といった特徴が作業を通じてあらわになることは，正直気分の良いものではありませんでした．また，作業自体よりも，パラレルな場という空間を共有しているひとたちのことに興味があったためか，記録が徐々に人間観察のようになっていきました．

4

少しゆとりが
(第③期：第13週〜第35週，作業体験回数：62回)

Hana

　第13週目からは緊張することもほとんどなく，作業に依存した過ごしにもゆとりが生まれてきた時期です（付表2の第③期参照）．

1) 4カ月目から8カ月目の時期に感じたこと

　この時期になると場にも慣れ，少しゆとりが生まれてきましたが，この時期には，次のような経験があり，どう対応していいのか悩みました．
・患者さんのそれぞれが抱える病いや背景をまったく知らずに場に参加しているので，知らぬ間に自分が悪い影響を与えたりしていないか，自分の言動がいちいち不安になる．
・患者さんたちが積極的にやっていることにあまり手出ししたらいけないと思っていたのに，その思いが空回りし，スタッフの方に「こういうときは手伝ってもらえるとうれしい」と言われた．
・作業療法参加者とゲームをする場合，患者さんなのだから手加減したほうがいいのか．

・患者さんと何か一緒にするとき，どこまで手を出していいか．
・ここにいて邪魔ではないか．
・話しかけていいのか．
・セクハラ的な発言をされたときにどのように対処したらいいのか．
・住所を聞かれるなど，プライバシー系の質問への対処はどのようにしたらいいのか．
・伯父へのジョッキなど，作業体験中に私的なものを作っていいのか．

2) 周囲を観察するようになり記録量が増えた時期
（第 13 週～第 22 週，作業体験回数：24 回）

　場に慣れてくると，他の患者さんに自分の経験を重ね，一喜一憂することが増えていきました．また，陶芸で作品の完成度を高めたくなったり，いろいろ挑戦したくなりました．しかし，陶芸では成形後に自分の名前を書くときに，成形した作品が歪んでしまったり，字が下手なのでせっかくうまくできた作品に下手な字が残ることが嫌で，作品の裏に自分の名前を入れることも面倒に思ってしまうほど，わたしのこだわりの強さや完璧主義が色濃く出てきました．作業はこのように，自分の行動特性を浮き彫りにします．
　この時期にわたしの気持ちに変化が起きたことや気が付いたこととして，
・何事も失敗を重ねてというより近道を見つけて一気に登って行きたいという気持ちがある．
・一人で作業することに飽きてきていて，作業するより患者さんと交わりたいと思い始めていた．
・誰かと一緒に何かする，共同作業から生まれる癒やしもある．

・不思議と選ぶ席が男性の多いテーブルの端っこになり，女性だけの集団のなかに入るのが苦手かもしれない．
・作業療法士には，雰囲気の柔らかいひとが向いていると思う．

といったことがあり，少し考える余裕が出てきたのはよいのですが，偏った判断や情緒的になる自分にも気が付きました Point 5．

　そして，参加されている他の患者さんの言動にも目が向くようになりました．例えば，自分の作品を絶賛してくださった他の患者さんに感情移入するなど，他者の言動に自分を重ねてみることが多くなりました．

　ある日，山根先生が「にぎり仏」（山根，2014）Point 6 を作られていて，「にぎり仏がうまくできない日はダメな日なんだ」としみじみおっしゃるのを聞いたときには，わたしから見たら十分可愛いものだったので，「それならください」と言いたい気持ちになりました．このようにそれまでと違って，他者の言動に対して素直にいろいろな思いを抱くようになっていた気がします．

　また，あるとき，山根先生と一緒に作業療法室から帰る間に，山根先生に，「あなたにはこれからもっと厳しくするからね」と言われたことがありました．このときには，わたしにとっては見放されることが一番つらいことなので，とてもありがたいお言葉だとホッとした思いになりました．

　その他には，少し荒っぽい乱暴な物言いをする患者さんが作業療法士の方の名札を手に取って，「自分なんやぁ!?」と言ったときに，その方は少しも慌てることなく落ち着いた様子で，「わたくし，京都大学で○○をしている□□といいます．今日は皆さんと一緒に過ごさせていただいています」と淡々と返しておられるところを目にしました．こうした場合，自分だったらちょっとどう対応していいかわからず，動揺してしまうかもしれないと思い，さすが作業療法士の先生は慣れていらっしゃる，すごいなと思いました．

▶▶▶ 第Ⅱ章　わたしの作業体験

　今振り返ると，それは患者さんたちに何か聞かれたとき，よくわからない，知らないことに対して，「わからない」「知らない」とそのまま返すことができず，ついつい近くにいる先生方を頼って巻き込んでしまい，患者さんへの関わりをされている先生方に，こうしたかたちで声をかけて関わりを中断させてしまうことを申し訳ないと思う気持ちが強くなっていたのです．きっと，場に慣れたのだから，自分もスタッフの皆さんのようにもう少しうまく対処ができなければという気持ちになっていたのだと思います．

　その他，この時期に他の患者さんから感じたことで印象深かったことを挙げてみます．

① 山根先生にかまってもらうのが好きそうな年配のAさん

　山根先生によく注意されていましたが，そうして叱られるというか注意される形でかまってもらうことがうれしそうに見えました．山根先生が来られると聞いて，いつも自分勝手なことをしては先生に注意されているAさんが「うれしいな〜」と跳ねるように喜んでいたので，いたずらをしてはお母さんに叱られて喜んでいる子どもとお母さんのような関係だと思いました．

② あまり他者と話したりしないBさん

　無口なのかあまりひとと話をしないBさんと初めて話した日のことです．作業療法士の方の勧めで一緒にナンクロ[注1]をすることになったのですが，ナンクロを始める前に消しゴムがないわたしに気が付いて，Bさんがわたし用の消しゴムを取って来てくれました．また「今日は満月」と珍しく話しかけてきてくれたときのことですが，翌日，わたしが「昨日の満月，ちゃんと見た？」と聞いたときには，「忘れた，空も見てない（笑）」と，はにかんでいました．

　そんなBさんですが，Cさんと絵しりとりをした際は，よく笑っていま

した．Bさんが相当上手なコアラを描いたのを見て，Bさんにとってはおじいさんのような年配のCさんが「パンダだぁ」と言ったり，CさんがニョロッとしたものをB描いて，「しっぽだ」とBさんに言ったりしているのを横で見ていて，わたしもおかしくて仕方がありませんでした．

なんということもない情景ですが，黙々と陶芸に打ち込むなど，作業に依存していたわたしでしたが，こういったいろいろなひとたちと交わっているうちに，黙々と作業に依存して過ごすのもいいけれど，みんなで一緒に何かをする，共同作業から生まれる癒やしもあるのだなと感じるようになりました．

会話のなかで，例えば陶芸の作品を褒められたり，趣味のピアノや木工の話が出てそのひととの会話で意気投合したり，何か運ぶのをその場のみんなで協力したり，歩行が困難なひとには，道具を取ってきたり片付けを手伝うなど，手を差し伸べ合ったり，お互いを気遣うお互いの優しさによって，癒やされるといった感じです．作業療法室ではそういった光景がたくさん見られました．パラレルな場では，このように些細なきっかけから少しずつ話す機会が増えていったように思います．一人で過ごしていては経験できない社会への橋渡しがパラレルの場にはあるように思います．

注1：ナンバークロスワードパズルを略してナンクロという．クロスワードパズルと似た文字を入れる白マスと入れない黒マスからなる盤面の，白マスすべてを文字で埋めるパズル．クロスワードパズルとは異なりヒントはなく，文字の入る白マスすべてに数字が書いてあり，同じ数字の白マスには同じ文字を入れる．

3）目的ある作業に没頭し交流欲求も強まった時期
（第22週〜第27週，作業体験回数：15回）

　この期には少しゆとりが生まれたのか，他の患者さんに関する記録が増えました．そして，園芸から戻ってきたスタッフや患者さんにタオルかけを運び，ありがとうと言われ，少し役に立てた，気が利いたといったような思いをする愛他的行為 Point 7 のような体験が多くなりました．自己満足の域かもしれませんが，わたしの場合，あまり褒められた経験がなかったせいか，根底に自分はクズ（役立たず，邪魔，無能，容姿が悪い）などという思いが物心ついた頃からこびりついているかのようにあるので，少しでもひとの役に立てたときには，自分が気の利いたことをできたことに素直にうれしいと思ってしまいます．ただ，ひとを助けたい，役に立ちたい，喜んでほしいという思いが度を超えて，やり過ぎてしまうこともあります．相手に「やり過ぎ，重い」と思われないさじ加減を，今でも探り探りというか，やり過ぎてしまった後で，感謝されることに自分が依存的になっているのではと思う気持ちもあり，それはそれで落ち込んでしまうことがあります．

　ある日，Dさんがにぎり仏を倒してしまい，にぎり仏の額についているほくろのような白毫（びゃくごう）が取れて転がっていきました．そのとき，なんということはないたわいもないことなのに，その一部始終を見てしまったわたしは，こらえるのに必死になったほど笑いが込み上げてきたのを思い出します．それまでは緊張してゆとりもなく，このような反応も起きないほど作業に依存していたのでしょう．この時期にはわたしの気持ちが楽になっていたのだと思います．

　また，個人的な話なのですが，陶芸では小脳が萎縮する難病で闘病生活

を続ける伯父がリクエストしたジョッキにも挑戦しました．把持力の弱った伯父から，両手で器を抱えてスープなどが飲みやすい逆円錐形のものを作ってほしいというリクエストだったのですが，研究のための作業体験の場でこのような個人的な事情によるものを作っていいのかという罪悪感など，しばらくはさまざまな思いに苛まれながら作業をしていました．山根先生との会話のなかで，このことを話したところ，「作業療法で誰かのために何かを作ることも大切なこと」Point 8，さらに，「これは伯父さんからあなたへの（研究のための）プレゼントかもしれない」と言われて感動し，その後はなんの後ろめたさもなくなって，陶芸を楽しむことができたことを思い出します．

　伯父の満足いくものが作れる日が来るのか，どんどん症状は進行していくので難しいことでしたが，こだわりの強い遠慮しないひとだけに，もし喜んでくれたら心底うれしいなと思っていました．しかし，それはそんなに甘くはなく，伯父の高い要求に応えたいのに思うとおりの作品ができない，そんな不器用な自分に嫌気がさしてイライラすることもありました．

　また，見栄えも悪く，本焼きせずに早く処分したいという思いを抱くなど，伯父の求める陶芸作品を作るという作業をすることで，中途半端な完璧主義でプライドが高い自分に改めて気が付きました．

　山根先生のような可愛いにぎり仏を作りたくて挑戦したときも，全然可愛くない，とやはり気に入らなくて，自分にはアートの才能はないと思い知らされることが続き，とても惨めで嫌な気分になったものです．自分のセンスのなさを受け入れられないだけでなく，うまくできていない作品を一刻も早く目の前からなくしてしまいたいという気持ちが生まれてしまいました．具体的に作業するという体験は自分の現実検討そのものでした．

　またあるとき，ナンクロのやさしい問題を選んで余裕をもって楽しもうと思っていたものの，意外に難しく，イライラしたことがありました．こ

▶ ▶ ▶ 第Ⅱ章　わたしの作業体験

のとき選んだやさしいナンクロは，有能感のようなものに浸りたくて選んだ作業だったのですが，思いのほかできず壁にぶちあたってしまい，「こんなはずではなかったのに，ついていない」という気持ちになりイライラし始めました．そんなときには，ナンクロができないことだけでなく，こうやってすぐイライラしてしまうことについても，わたしはダメな人間だ，と自分に憤ってしまっていました．

　これらはすべて，初期の革細工の失敗とそれを隠蔽した件と似ていると言えます．とはいえ伯父へのジョッキの件では，目的が明確になり，目指すもの，動機ができて，作業療法室には行きたいという思いのほうが強くなりました．

　しかし，やはり自分の能力のなさを認めたくない，なんでも思いどおりにしたい，失敗したくないという思いがどうしても強かったため，費やした労力の割に不満足な出来栄えに終わったときなどは，葛藤が起きてしまいました．そうした思いが錯綜していましたが，とにかく，素人が作るオーダーメイドの食器という感じで，早く闘病生活を送る伯父のもとへ満足のいくものを届けたいと強く思っていました．

　また別のある日，大きめの逆円錐の器に取っ手を付けるとき，「取っ手を両手用に付けたら，伯父が片手では支えられなくなったときや首を動かせない状態でもスープを飲んだりできる」という山根先生の提案で，そのような難しい形に挑戦しました．とにかく初めて触る道具が多かったことと，不器用すぎて見かねた先生が結局手伝ってくださり，取っ手は次回に付けることにしようということになりました．

　そんななか，わたしはだんだんと伯父のリクエストに応えられない自分にもどかしさを感じ始め，情けない思いになりました．しかし伯父自身も身体が不自由になっていくなかで，障害があっても使いやすいデザインを提案してくれ，それを山根先生にアドバイスをいただきながら試行錯誤す

る時間はとても有意義なものでした．

4）愛他的行為によるうれしい体験や葛藤も多い時期
（第27週〜第35週，作業体験回数：23回）

　伯父のリクエストの陶芸作品の件で，してあげたい気持ちはこんなに大きいのに，自分の技量が足りず不格好なものしかできないことにイライラして葛藤が続いてしまっていたそのようなときに，成形後に乾燥させていた伯父の逆円錐の器に山根先生の身体が触れて，棚から落ちて取っ手が壊れてしまいました．先生は，その場でご自分の不注意を謝られ，普通なら壊れたものは使えないものと思うのですが，先生はその場で修理をされました．そのことを通して山根先生のようなひとでも「うっかり」や「ミス」があること，「修正すればいい」，「たいていのことはなんとかなる」ということを教えてもらったような思いがしました．そして，失敗を恐れ過ぎて萎縮していた自分が少し変われるきっかけになるような気がして，勇気のようなものが芽生えたように感じたのを覚えています．

　そのひび割れも伯父は気に入って，自分でサインペンで塗ったりして手直しを楽しんでいました．何より山根先生の優しさに感動している様子で，大事に使ってくれています．

　今も月に一度お見舞いがてら遊びに行って一緒に食事をするときに，両方取っ手があるほうがいいという山根先生の提案が正解だったと痛感しています．ほとんど動きが悪い状態でも，両方あるとなんとか抱え込むようにして両手でお碗を持ち上げ，スープまで飲み干している姿を目のあたりにして，数年前の時点でそこまで見通しておられたことにさすがリハビリ領域のプロの方だと思いました．

▶ ▶ ▶ 第Ⅱ章　わたしの作業体験

　また，この時期には誰でも好き嫌いや相性があるということを認めず，苦手なひととも仲良くなろうとしたり，逆に好きなひとには嫌われたくないと思い過ぎたり，その誰とでもうまくやっていきたいという願望が強過ぎることは自覚していたのですが，嫌われるのはどうしても怖いし，人間関係というものは非常に疲れると思っていました．

　そのような心理状態のなかで，例えば陶芸によく参加される患者さんが積極的にご家族の話をしてくれたり，陶芸の作業ではゆっくり削っていくのが好きなんだという本音を話してくれたときは，心を開いてもらえたような，距離が縮まったような感じがしてとてもうれしかったです．そしてどんな場合も対象者を一番に考えるという基本は絶対に忘れてはいけないと思いました．

　退院をする患者さんにも，何度も何度もお礼を言われ，「お会いできてお話しできてよかったです」とまで言ってもらえたことがあり，それは素直にうれしく思いました．

　ゆったりと周囲の観察ができるようになって記録量も増え，患者さんたちの愉快な言動や自分自身の作業，患者さんとの交流を楽しむ余裕があるときも多くなる一方で，やはり基本的にネガティブに深読みするという思考的な癖があるので，少し注意されただけでひどく落ち込んだり，自分の言ったことや行動したことが間違っていたのではないか，迷惑をかけてしまっているのではないかという不安や申し訳なさを感じるたびにしんどくなっていました．

　「期待に応えなくてはならない」，「失敗をするのが怖い」，「ひとに嫌われるのが怖い」，「少しスムーズに行かない場面や引っかかることがあると自分の存在がひとの迷惑だと思う」，「ひとに感謝されたり，喜んでもらえると心底うれしいが，それでも恐縮というか自己評価を高めることにはつながらず，そんなに自分は何もしていないと思ってしまう」など，こういっ

た日常生活のなかではたくさん転がっている些細なことで一喜一憂し過ぎて疲れてしまっていたのです．

　これらはこれまでの人生の長い年月のなかでじっくり熟成されてしまったものなので，簡単には治らないと思われます．しかし，少しずつ改善に向かうことは期待できると感じます．精神科におけるリハビリが基本的に長期戦で，生きづらさにつながるさまざまな治らないものとの共存の仕方，折り合いの付け方を習得していくものだということを改めて感じました．

⚠ ZIZI の解説 ⚠

Point 6：笑顔を引き出す「にぎり仏」

　にぎり仏は，誰にでもできる子どもの粘土遊びのような，それでいて心が穏やかになる陶芸の粘土を使ったプログラムの一つです．粘土なら，紙粘土でも，どのような粘土でもできますが，陶芸用の粘土で火の力を借りて素焼きすると，はたらきかけに広がりが生まれます．

　材料と道具ですが，素焼きの味を生かすことを考えれば，陶芸の粘土と竹串（もしくは爪楊枝）があればできます．

① 手でひと握りできるくらいの粘土を円筒状にします．麻痺などで筋力が低下している場合は，粘土を円筒状にしたものを手渡してもいいでしょう．

② 粘土の片方が粘土を握った親指と人差し指から 2〜3 cm 頭が出るようにして，ギューッと握ります．この出た部分がにぎり仏の顔になります．そのまま握ってもいいのですが，写真のように棒

に刺して握ると握りやすくなり，棒を抜いた後にできる空洞が乾燥や素焼きのときの割れを少なくします．

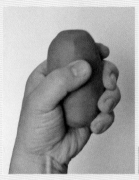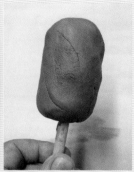

③ 握った粘土の底の部分をトントンと叩いて据わりをよくします．そして，その粘土をゆっくりと回しながら正面を決めます．正面が決まったら，頭の部分をつまんだり指を押しつけて耳や鼻を作り，目や口を竹串で描いてみましょう．

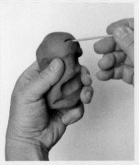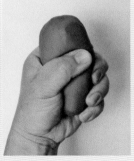

泣いた顔，大笑い，いろいろな表情の「にぎり仏」が出来ます．

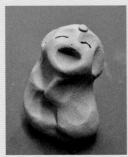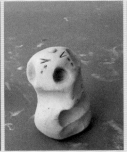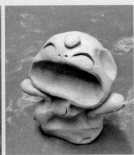

④ 整形はこれで出来上がりですが，素焼きにするために1週間くらい乾燥させます．乾燥したら陶芸の窯で，7〜8時間くらいかけてゆっくり750〜800℃くらいまで温度を上げて焼きます．
⑤ 焼き上がったら，それぞれの仏を並べてみましょう．

簡単に出来て，それぞれに表情があり面白いですよ．こうした，シンプルなものほど会話が進みます．
「これ，あなたに似てるわ」
「そーぉ，似てるかなぁ」
「どれも作ったひとに似てる感じがするわ」
「並べたら，土のお地蔵さんが話をしているみたいやね」
「面白いね」
「あなたも作ってみたら」
　いつの間にか，周りで見ていたひとも勧められるまま粘土を手に取ったり，自分から「わたしにも粘土ください」というひともいます．難しいことは何もなく，うまく握れなかったら何度でもやり直しができるのがいいのでしょう．
　にぎり仏は，1980年代初頭に精神系総合病院で働き始めたとき，

陶芸も人気のある作業種目の一つでしたが，湯飲みや茶碗などの器は難しいからと敬遠するひとたちが，粘土細工のようにいろいろなものを作って遊んでいました．それらも，そのまま素焼きにしたり，釉薬（ゆうやく）をかけて本焼きまでしてみたりしました．

　そんななかで，右片麻痺で手指の分離運動ができず，把持力も低下しているひとの訓練に，セラピー粘土より何か目的があって形が残るものをと陶芸を取り入れました．粘土の塊を握り，その指の跡でどの指の力が強いかとか，定期的に握った粘土を残しておくことで，手指の機能の回復程度をチェックしました．あるとき，一人の片麻痺の患者さんが握った粘土を見ていて，人形のように見えたので，面白半分に目鼻を描いてみました．そうすると，握った粘土の塊が面白い表情をした土人形になったのです．それから，巧緻的な作業が苦手なひとや上肢の機能が低下したひと，老人病棟の楽しみの少なくなった高齢患者さんたちと，粘土の塊を握っては目鼻を付け素焼きにし，並べて楽しむようになりました．

　しばらくはこのプログラムに名前はなかったのですが，あるとき，何か簡単な陶芸に関するテレビ番組のテキストだったか，記憶が定かではありませんが，同じように握った粘土に目鼻を描いて「にぎり仏」という名前を付けているのを目にしたのです．誰でも同じような体験があるものだと思い，その名称をいただいて，「にぎり仏」と呼ぶようにしました．さらに驚いたことに，『作業療法覚書』（三輪書店　発行）をまとめているとき，瀬戸内の寺の町，尾道にある持光寺というお寺の住職が，参拝者が作った「にぎり仏」を素焼きにして送っているという話を聞きました．粘土遊びから始まったものが，何か意味付けられたような，共時的な不思議な感じがしました．

　長い療養生活のなかで，生活行為に興味や関心を失ったひと，何か

特にしたいという思いもないひとが，自分が握った粘土に目鼻を付けると，無表情だったそのひとの顔がほころび，表情が表れるのです．それは目鼻を付けたことにより生まれた意味合いの影響といえます．

それぞれの作品を通して始まる他者との交わり，コミュニケーションが生まれます．低下した手指の筋力の回復の訓練やその成果の判定としても，もちいることができます．

このプログラムは，個別でも，パラレルな場でも，集団遊びとしてでも，対象者の病理の程度に応じて利用できます．特に留意しなければならないことはありません．

Point 7 ：愛他的行為とは？

愛他的行為は，通常，他からの報酬を当てにすることなく自発的に始められる，対象者の困難な状態を助けるためにおこなわれる行為を指し，利他的行為ともいわれます．そうした自発的で打算的でない行為ですが，自尊感情や自己満足，有用感などの心理的報酬が得られ，愛他的行為をおこなわなかった場合には罪悪感や無能感などが生じる可能性があります．

Point 8 ："誰かのために"も大切なこと

作業療法の効果には，作る過程における体験や心身に生じる変化と，作業により生まれた作品の扱いの影響も含まれます．

5

落ち込み，中断，内省，復帰，調整の時期
（第④期：第35週～第57週，作業体験回数：29回）

Hana

　第④期はスタッフの先生や指導教授の言動に一喜一憂し，1カ月も作業体験を中断してしまうといったことがありました．体験再開後も作業に没頭することは少なく，疲れやすく，記録量も第③期に比べると極端に減りました（付表2の第④期参照）．

1）作業体験での落ち込み，中断のきっかけ

　ある日，DIY（日曜大工）の本を入院中の男の子と読みました．これがこの子との最後の関わりとなりましたが，お互い木を素材とする工作が好きなので自然と時間が過ぎました．話していて面白いことと，自分と似ている部分があったので気になる存在だったのだと思います．そして，「工作好きだよね？」と聞いたら，「好きです」と，いつもは後ろ向きな発言が多い子なのに積極的で肯定的な返答が返ってきました．些細なことかもしれませんが，これがこの子との一番忘れられないやりとりでした．

　また，ある女の子の表情，特に目の表情，視線の動きや速度が自然に

なったと感じたときがあったのですが，それは明らかな変化と感じられ，状態が良くなっているのかと思うとうれしいという思いが湧きました．
　この時期には，自分の作業体験より作業療法室やデイケアの利用者さんとの作業を介した交流が増え，それぞれの入院や通院の背景などがわかるとその影響を受けて気持ちが揺れることも多くなっていました．弱いひとを見ると，病気は違っても自分と重ね合わせてしまい，自分のことのように悲しい気持ちになることが続きました．今このひとはこういう気持ちだろうな，きっと胸がえぐられるような辛さだろうな，わたしの経験でいうとあのときに似たような状態だろうなと想像して，思い出して，涙が出そうなくらい苦しくなりました．
　特に若くして発症した年齢の低い子どもたちを見ると，自分と重ね合わせてこれから先の苦労なども考えてしまいました．治療がうまくいかないのが伝わってきたある患者さんの話が耳に入ると，本人も家族もつらいだろうと残念でとても苦しい気持ちになりました．
　しかし，この若い患者さんたちに同情しながら，青春らしい青春時代もなく，惨めな人生を歩んできた自分のことをこのひとたちと重ね合わせて，自分自身を憐れんでいたのかもしれないと思いました．
　また，この時期はスタッフや指導教員の方の言葉にも敏感になっていた時期だったのだと思います．対人関係のことで落ち込むことが増えていきました．そして，スタッフの方の語調がきつく感じて落ち込んでしまった日に，傷ついた気分を救って持ち上げてくれたのは患者さんたちの温かさでした．なじみのない京都弁の影響もあったのか，あるスタッフの一言に落ち込んでついに頑張れなくなり，約1カ月，体験参加が中断してしまいました．

2) 再開したものの……

　その後，約1カ月作業体験を中断し作業体験参加を再開し，陶芸でまた伯父からのリクエストの変わった形の茶碗に何度か挑戦しましたが，うまくできず，その後もしばらくスタッフや指導教授の言動などに一喜一憂する状態が続きました．

　しかし，そのような状況のなかのある日，手が震えるため苦手意識があり，それまで人前ですることを避けていた，盆に載せたお茶運びができてうれしいという体験がありました．自分のありのままが受け入れられるパラレルな場で，知らず知らずにゆとりが生まれていたものと思います．この時期には，百人一首やトランプ，実習生たちへのフィードバックに同席し，指導教授の患者さんとのやりとりから，他者に見られるということは，間接的に第三者に知らしめるということになるということなどもわかりました．この体験は作業を通した関わりの客観的利用にあたると説明を受けました．

　第④期の中断後再開してからは，自分の作業体験というより，作業を介した他の参加者との関わりやスタッフの言動などに注意が向くようになりましたが，結局，最初から最後まで，人間関係というか，自分がどう見られているか，どう思われているか，どう動くのがベストか，評価を気にし過ぎたり，先生同士の間で意見が違う場合に，どちらに従っていいかわからなかったり，本当に受け入れてもらえているのか自信がなかったり，思い返せば，しんどい思いをしたことのほとんどが，そういう所在ない居心地の悪さや深読みから生じる葛藤といった，一人劇場のようなものだった気もします．

　しかし，もしこんな細かい作業体験記録を残していなければ，しんど

かったことの何倍も，有意義で楽しかったことのほうが多い記憶となっていました．しかし，その場ではかなり落ち込んだり悩んだりしていても，思い出となってしまうと美化されていることは自分にとって助かっていたのかもしれません．美化された記憶の陰に，事実であった辛かった部分（苦しかった思い出）がかくれてしまっていたかもしれません．

6

作業の特性とHanaの作業体験

Hana   **ZIZI**

　ここでは，山根先生（ZIZI）の指導の下，わたし（Hana）が体験した作業にどのような特性があったのかを，大学院での研究から学んだことを基に，振り返り，知性化作業としてまとめました．

1）作業と結果

i　意味性

　作業はそれ自体が固有の目的をもっているため，社会的あるいは個人的な価値や意味があります．社会的な価値や意味とは，その作業がある社会において通常どのような価値や意味があるかということで，社会的な価値や意味は，その作業がおこなわれる国や地域の文化によって決まります．

　個人的な価値や意味は，個々の生活史における，そのひとにとっての特別なエピソードなどによるもので，例えば，一般に女性がすることが多いとされる「編み物」でも，幼い頃に母がセーターを編んでくれ，自分も教えてもらいながら共に楽しんだというような経験がある男性にとっては，

母との思い出のある特別な作業になります．

　作品は「投影性」という特性と関連があることですが，作者の手で生み出された，つまり作者の内側から出たものなので，まるで作者の一部もしくは作者の映し鏡のようなところがあり，作者がその作品をどう扱うかが作者の作者自身に対する扱いや思い，評価と重なります．そのため，他者（作業療法士など）がその作品をどう評価し扱うかによって，作者の自尊感情や自己評価が影響を受けます．

　わたしの場合は，陶芸で作ったお皿が棚に飾られているのを目にしたときや，患者さんにお願いされて退院祝いにミサンガを作って差し上げた際にとても喜ばれてその場で手首に巻かれたときに，自分を肯定してもらえたような，気分が高揚した体験がありました．

　このことからも，作者が作成途中で放棄したり退院した場合などであっても，作品の処分の仕方や展示の有無については必ず本人の了承を得ることが必要で，作業を扱う治療者である作業療法士は，意識のなかで作品と作者を切り離してはならないといえます．それに関連して，道具がどこにあり，どういう状態にあるかに気を付けることも，患者さんに不要な失敗体験をさせないためにとても重要なことだと思います．

　作品の意味性については，例えば教会堂や西洋館の窓の装飾に多くもちいられるステンドグラスは，エ字形の断面をもつ鉛のリムをもちいて着色ガラスの小片を結合し，絵や模様を表現したもので，金属酸化物を混入することで着色したガラスを外部からの透過光で見るため，非常に美しく，公共建築，住宅，教会などに採用されているだけでなく，ガラス工芸として，ランプの傘などにも広くもちいられている芸術性の高い社会的価値や意味のある作業です．

　そうした社会的価値や意味のある作業ですが，わたしにとっては幼い頃から母がしていたことで，とても身近な作業でした．ただ，幼いながらに

友達にもはんだごてを触ったことのある子はいなかったこともあり，自分の母は友達のお母さんたちとはひと味違った特技があって，自分もはんだごてを触っているときなどは，何か特殊なすごいことをやらせてもらっているかのような気分になっていたことを覚えています．これがステンドグラスという作業の社会的価値や意味の影響によるものだと思います．そして大人になってからは，自分にとって「お得感」のある作業だな，と思うようになりました．というのは，ステンドグラスの完成した作品は見栄えが良くてあたかも高度な技術が必要に思えるのですが，ガラスカットさえ正確にできれば，根気があれば誰にでもできそうで，特に技術という技術は必要がなさそうだったからです．

　ただ，社会的な価値や意味のある作業であることが，母にとってもわたしにとってもモチベーションの大きな部分を占めているようにも思います．ステンドグラスは買うと単価が高い芸術作品であり，作って差し上げるととても喜んでいただけます．また，パネルなどのケイムワークではなくランプや小物などであれば，高齢になっても趣味として続けられる軽作業であるため，長く続けられるという意味でもよい作業だと思います．

　わたしは最初，ステンドグラスが手芸などよりも身近な作業であったため，単なる暇つぶしや調子のバロメーターにしていました．それでも，社会的な価値や意味があることが，やろうと思ったきっかけにはなったのだと思いますし，その作業中に作業の特性でいうと「没我性」のような解放感，心地よさを感じました．

ii　目的性

　作業はそれ自体が目的をもっているため，作業遂行に必要な行為や動作はその目的に導かれたものであり，その作業にあたっては必然的に注意や集中が必要となり，たとえ他者から言われておこなった受け身的に見える

行為や動作であっても，自分の身体を操作してその作業をするということは，脳の機能からすれば必要な運動企画をし，自分の身体に伝え，身体を使うということは能動的な作業にあたります．

　今回の作業体験では，頼まれて，もしくはルーティンワークのような場合の，採ってきた野菜の下処理や後片付けや掃除など，力まずに淡々とこなす作業が当てはまると思います．いずれもしている最中に特に意識を集中させて考えているわけではない単純で刺激のない作業ですが，それでも脳から見たら目的をもった作業であり，自分のおこなっている動作はすべてその目的に導かれています．

iii　具体性

　作業はその過程や結果が，今，ここで，目に見える形で，具体的に表れるため，自分が実感として「できる」または「できない」をわかり，自分の心身機能の現実検討がなされます．「できる」感じをつかめて達成感や満足感を得られた場合もあれば，反対に「できない」と感じ自信喪失することもあります．その場合には，現実は現実として受け止めさせつつも，単なる失敗に終わらせない工夫をして，これでもいい，なんとかなる，といった感覚をもてるよう作業療法士が適切にフォローする必要があります．

　わたしの例では，伯父のリクエストのジョッキがうまくできなかったとき，にぎり仏が気に入らなかったときの葛藤，落下し壊れた取っ手を山根先生が修復したときのことがよく当てはまるといえます．

　また，意味性の項でも述べたように，何をしているかわからないひとがいると不審に思ったり，また，何もしないでいると，周りの目が気になったりします．そんなときに，間に何か作業があると両方が解消します．例えば，電車のなかで本を読んでいるひとに対して不審の目を向けるひとはほとんどいないですし，本を読んでいる当人も読書という作業に入り込む

第Ⅱ章　わたしの作業体験

ことで周囲の視線が気になることはあまりありません．このように，作業には具現化というシェルター効果があり，緊張の高い者でもひとのなかで過ごせるようになります．

　これは，わたしが作業体験の初期に所在ない感じで苦痛だったのが，具体的な陶芸という作業に取り組み作業依存状態になると緊張が解けてとても楽だったという体験が相当します．これがひとと場を共有しながらひとと同じことをしなくてよい，パラレルな場の一番の効用といえます．

iv　投影性

　作品は，作者の手で生み出された，つまり作者の内側から出たものなので，まるで作者の一部もしくは作者の映し鏡のようなところがあります．そのため，作者自身がその作品をどう扱うかが作者の作者自身に対する思いや評価と重なります．従って，他者（作業療法士など）がその作品をどう評価し扱うかは，作者がどう扱われるかと同じ意味をもつため，作者の自尊感情や自己評価に影響します．

　また，作者が作成途中で放棄したり退院した場合などであっても，作品の処分の仕方はその作者に対する扱いと同じ意味をもつため，その扱いは本人の了承を得る必要があります．

　作業遂行にともなう作業の進め方や作品に，そのひとの精神内界や心理状態，性格が表れます．それを非言語的なメッセージとして読み取り，感じ取ることで，そのひとの気持ちを推し量りながら関わるような，言葉を超えたメッセージを生かした関わりによって対象者の痛みに直接触れることなく非侵襲的に安心感や癒やしを与えることができます．

　また，作品の扱いや作品の制作過程，その結果である作品そのものには作者の内面が映し出されます．わたしの場合でいえば，例えば失敗作品を隠蔽した革細工の件で失敗を恐れ過ぎる自分の特性があらわになったこと

や，陶芸の作品の裏に自分の下手な字で名前を書き入れたくなかった件でこだわりの強さや完璧主義が浮き彫りになったことが相当します．それを自分自身が客観的に見ることで，こだわりが強く完璧主義で失敗を恐れ過ぎるといった自己洞察につながりました．

　また，描画などは自由に表現ができて創作性が高いため，そのひとの性格特性が表れやすいという特徴を生かして人格検査などでよくもちいられます．

2）ひとが作業する

i　能動性

　自分がしたいと思ってしたことではない場合でも，自分の身体が素材や道具を操作してなんらかの作業をおこなった場合，自覚としては「させられた」という思いがあっても，脳の機能からすればそれは個人の意思による能動的なはたらきにあたります．たとえ，他者から指示されて仕方なくおこなった作業でも，自分の脳で運動の企画がなされ，それに基づいてさまざまな筋の収縮や弛緩の指示が出されたから作業がなされたのです．脳のはたらきからすれば，脳が能動的に作用したことになります．従って，目的に沿った行為や動作が実行されるということは，こうした一連のはたらきがなされていることを意味し，作業をすること自体が脳の機能からすれば，自分の意思がはたらく能動的な行為といえます．

　それは，リハビリなどでセラピストから他動的に関節を動かしてもらう他動運動や，反射的な運動，不随意運動などとは違います．わたしの作業体験では，最初の陶芸で山根先生から小さな粘土の塊を手渡され，「何も考えずにただ薄く薄くしていきなさい」と言われ，醤油皿のような小さなも

のを作ったときの感じではないかと思います．自分から始めたことでもなく，楽しそうと思ったわけでもありませんでしたが，それをやっている間は脳から見たら，能動的な運動の企画とそれに基づいた筋の収縮や弛緩によってなされた作業といえます．

ii　身体性

　精神的な一部の活動を除けば，多くの作業の遂行は身体を通しておこなわれるため，考える基盤である身体を整えることはとても重要です．何もやる気が起きないけれど，じっとしていることも苦痛だという状態をわたし自身も嫌というほど経験してきましたが，それは病棟でよく見かける，ただ廊下を歩いて往復し続ける患者さんたちと同じような状態だったと理解しています．これは自らの身体がつくるリズムの繰り返し（予測のつくこと）によりストレスを減少させる対処行動で，その規則的な動きが身体を安定させることで少し不安定な状態に安らぎをもたらしたり，方向喪失になりかけた自分を取り戻すはたらきをしたり，心身を賦活したりするのです．作業療法の源流ともいえる呉秀三や加藤普佐次郎らの作業治療の体験から生まれた森田療法でも，何もしないで寝るだけの時間を設けることで作業に対する飢餓状態をつくり，作業をしたいという作業欲が起きるのを待って作業をさせて，作業療法と同じ効果が生じるのを治療に利用しています．

　このことからも，ひとは基本的に，身体を通しておこなわれる作業に依存していることがわかります．また，作業遂行にともなう身体の使用と，感覚されるものの自覚は，自分の身体を通した自我の認識を助け，「わたしである身体」を意識させることで，例えば統合失調症などで自我が脆い，自分とそれ以外との境界が曖昧な場合に，混乱から自分を取り戻すための糸口となります．

そして身体を動かすということは，よほど身体の状態が悪くない限り，新陳代謝を高め快の情動を引き起こします．何もしたくないと思っているときでも，思い切って起き上がり身体を動かしてみる，散歩をしてみる，外出してみることで気分が晴れてくるといったことがあります．それが作業の身体性の精神性への影響ですが，わたしの日常でよくあることは，ひとに会いたくなくてどうしても外に出たくない気分のときに，それでも引きこもっていてよいことはないことがわかっているので，無理やりでも日が暮れてから自転車で近所を走ったり，早朝にコンビニまで歩いたりしますが，そうすると，たいていは徐々に気分が穏やかになり，帰ってくるころには頑張って外出してよかったという気持ちになります．なんとなく活気があって気遅れしてしまう日中に外出することはひとまず諦めても，時間帯を選んだり，自転車を使う，マスクをするなど，工夫して外に出ると，全身で受ける無理のない刺激によって癒やされるような感じがします．

iii　操作性

　作業は，身体性に関連することですが，まず自分の身体を操作し，素材や道具を目的に沿って操作することでなされます．それを操作性といいますが，自分の思うように身体や器具を扱えるようになると，意志と能力で目の前の作業をしている，またはその道具を扱っているのだという感覚が生まれ，これが自分の想像どおりかそれ以上にスムーズに運ぶ場合には有能感を得ることにつながり，自信にもつながる現実検討となります．

　逆に，想像どおりもしくは想定外にできなかった場合には諦めや自信喪失につながることがあるため，そこで作業療法士がそのごまかせない現実検討をどう生かすかということが問題となります．失敗とは往々にしてある固定した考えによる主観的なものさしによる価値判断であるため，そこを柔軟にするような声かけなどによる適切なフォローが大切で，同じ結果

であっても対象者にとってまったく違う意味合いの経験となり得ます．例えば，わたしの作業体験中に起きた例では，伯父のリクエストの複雑な形状のジョッキがうまく作れずイライラしてしまったり，作品を早く処分したいと思うといったパターンがありました．それは，伯父のリクエストを忠実に再現しないといけないという真面目で若干強迫的な性格もあったでしょうが，しばらく特にフォローを受けずにやっていたため，うまく処理や消化ができずにいたのだと思います．また，やさしそうなナンクロで余裕をもって楽しもうと思って選んだものが意外に難しくて，イライラしてしまったこともありました．それは，操作性でいう有能感に浸りたかったのだと思います．

iv 没我性

没我性とは，我を忘れて何かにのめり込む，入り込むときの感覚です．
例えば，
・自宅療養中のステンドグラス作りに没頭していたときの感覚
・ピアノが調子よく弾けているときの感覚
・ミサンガ編みに何時間も没頭しているときの感覚
といったような感覚が，わたしがする作業のなかでは没我性のよい例ではないかと思います．

自分がしていることが何かを成し得ていくその達成感のようなものが，自分の有能感なども含めて，自分を認めて癒やして成長させていくことにつながっていくような，作業の特性でいう意味性，目的性，具体性，能動性，身体性，操作性などとも重なっているといえると思います．

そもそも，この大学院に入るきっかけとなったのは自宅療養中にステンドグラスの作業をしていると邪念が消えて楽になり，その不思議な感覚とそれを治療に生かせないかと考えたからでした．何かに没頭しているとき

の快感のようなものを言葉で言い表すことがとても難しいのですが，その作業に身を委ねて，気持ちよく小さく揺れながら前へ進んでいるような，そのような感じです．ある登山家が「流れているような感じ」と表現したのはもしかしたら，作業に夢中になっている真っただなかと，ハッとなって我に返るまでの中間にあるような，あの不思議な感覚になる瞬間かもしれないと思いました．

3）共に作業する

共有性

　普遍的体験とは，なぜ自分だけこんなつらいことに，と大きな孤独や悲しみの渦中にいる場合に，同じような境遇の存在を知って，自分だけではなかった，と思えると安心していくらか楽になることで，わたしの作業体験中でも，会話のなかで病いは違っても共感できる体験を聞いたときなどにはよくそういった普遍的体験による安心感というものを感じる機会がありました．例えば，ある女子大生の「せっかく一生懸命勉強してそこそこの大学にも入れたのに，今こうやって入院していて，焦るし悔しい」といった発言は，かつてわたしも自宅療養中に抱いていた焦燥感や憤りのような感情に似ている，こういう思いを抱えて生きているひとが実はたくさんいるのだなと思いました．

　また，他人のうっかりミスに出合ったときにも，一緒にその対処を手伝いながら，それまでと違って，意外にリラックスできている自分がいることにも気が付きました．ひょっとしたら自分が恐れているさまざまなミスも，致命的なミスでなければ，他人をホッとさせることもあるかもしれないと思うようになりました．

愛他的体験とは，相手の身になって考え，相手本意で行動することで，他者のために役立つという体験によって，自分を受け入れたり自尊心を育んだり，自己評価を高めることにつながるものです．わたしの作業体験中のエピソードでは，園芸から戻ってきたスタッフや患者さんにタオルかけを運び，「ありがとう」と言われ，少し役に立てた，気が利いたといったようなうれしい思いをしたことと重なります．

　間身体性（136ページ参照）とは，他のひとがレモンをかじっているのを見て思わず自分もゾクッとしたりするようなひとの五感の共通性に基づいて感受される一体感のようなものをいいます．

7

Hana の作業体験を振り返る

ZIZI

1）第①期（緊張, 不安感, ストレス）

　「緊張，不安感，ストレス」の期と題されている作業体験の第1～7週は，Hanaでなくてもひとが皆そうであるように，Hanaも新しい場面での対処行動の特性がそのまま現れた時期といえます．失敗するということを避けるHanaは，まずは他者と距離を置いて，その場で影響力をもつであろう作業療法士がどのような言動をするのか，参加者はどうするのかなどを見ていますが，そうした場面でいつも起きているのかもしれない手の震えなどの身体的な反応が見られています．

　Hanaの失敗を極端と思えるほど避けるという特性は，実習生と一緒に参加者の調理に同席したときのそら豆の火の番をしているときのように，自分がこうしたらいいと思う判断をしても，それは差し出がましいのではと思ったり，何かを探しているときも，探している物がどこにあるかを聞いて迷惑になってはと思ってしまって聞くことができない，自分がしてみたいことがあればしてみたらと言われても，勝手にしてもいいのかと思い

悩んだり，といった思考優位な言動に終始していました．

　そのため，作業療法士が選択の責任をとるという方法があるのですが，その方法で失敗しても素材を元に戻すことができる可塑性の高い粘土をもちいた簡易な作業を勧めました．臨床では，「とりあえずこれをしてみて，どこが難しかったりわかりにくいか，感想を聞かせてください」と，作業療法士が選んだ作業をしてみて感想を聞くという形をとります．Hanaの作業体験も勧めた作業に依存する形で始まりました．

　「集中力が切れると周囲が気になって，ついつい皆さんが何をしているのか見てしまったり，会話を耳に入れてしまっていました」とHanaが言っている状態は，作業依存により，少し周りに注意を払えるくらい落ち着いたときに起こります．よい形で作業依存できないときには，周りが気になって作業がまったくできないとか，逆に作業に依存し過ぎて周りで何が起きていても気が付かないといった状態が見られます．革細工は，素材の性質が粘土とまったく逆で基本的に可塑性がない素材です．この作業では，Hanaも失敗しかけた物を，実際は捨てていないのに，捨ててしまったと言うなど，かなり対処に困ったようです．

　このように，Hanaに限らず作業療法における作業の導入にあたっては，その個人の対処行動があらわになるため，そのことで作業を避けるようになることがないよう，作業療法士には細心の注意と配慮が求められます．何より，失敗しないことより，失敗に終わらせない工夫をすることが大切な時期です．

2）第②期（作業への依存）

　「作業への依存」の期と題されている作業体験の第8～12週は，初期の

新しい場に起きる状態が終わり，作業依存がよい形で Hana に対して効果が表れた時期といえます．

　この時期も最初は Hana の相手のことを過剰に気にする思考優位な行動が見られていますが，作業療法の具体的な体験を通して関わるモラトリアムな空間の効果といえます．Hana も実際に具体的なことを通して参加者と交わることで，自分の言動の特性に気付き，具体的な作業を通した自己の現実的認識が始まっていると思われます．こうした状態では，対話型の治療だと「今ここで」起きていることを通した here and now な関わりが難しいのですが，作業療法士は曖昧な表現をしないで，対象者の具体的な行為のプロセスやその結果（作品）を通して，どのようにしようと思ったのか，何ができて，何に困ったのか，これまでの生活のなかでも同様なことはなかったかなど，認知行動療法的な関わりをします．このように作業療法は，作業を介した認知行動療法の一つといえます．

　Hana にも，体験してみて初めてわかるという，これまで経験する機会が少なかったことがいくつも起きています．例えば，精神疾患に対するイメージが変わったこともそうですが，何より Hana は真面目な性格なので，「淡々と正直に，体験したり感じたことをそのまま記録していきました」と言っているように，どう思われるかといったいつもなら思考優位になるところがそうならずに，客観的に記録をしていますが，そのことが認知行動療法の最良の形になったのです．

　そして，「自分のこだわりが強くて完璧主義といった特徴が作業を通じてあらわになることは，正直気分の良いものではありませんでした」と自分の思考特性をしっかり認識しています．これは作業をもちいる療法の特性と Hana の思考特性がうまく相互作用した結果といえます．作業療法では，このように作業に含まれる現実的なプラスにはたらく面とマイナスにはたらく面の影響を適切に生かすことが問われます．

3）第③期（少しゆとりが）

　「少しゆとりが」の期と題されている作業体験の第 13〜35 週は，作業依存に始まった作業体験で，Hana にパラレルな場における過ごし方にゆとりが生まれてきた時期です．

　この時期には，「ほかの患者さんに自分の経験を重ね，一喜一憂することが増えていきました」と Hana が言っているように，具体的な作業を通して他者と過ごすことで，自分に対する現実認識が深まり，周囲をよく観察するようになって記録量が増えています．自分が置かれている状況に対する客観的認識が深まり，その影響もあり，自分だけではないという普遍的体験が起きています．

　そして，園芸プログラムから作業療法室に戻ってきたスタッフや参加者にタオルかけを運び，「ありがとう」と言われるような，状況を判断してこうすればいいと思ったことを実際に行動に移すといった愛他的行為が見られています．これは，それまでの Hana の行動ではよほど近しいひと以外では見せなかった行動と思われます．また，作業療法では，日々の生活で誰かのためにという経験の少ない精神的な病いを生きるひとたちが，自分が作業療法の場で作った物を誰かに贈るということの意味を考えて生かすのですが，Hana も身体機能が低下した伯父のために，かなり葛藤はしていましたが，把持が難しくなった伯父が両手で持てるジョッキを陶芸で作ることに取り組んでいます．これも自分の現実検討を迫られるもので，うまくできるかどうか成否が影響しますが，作業療法ではこうした時期にきた参加者に対して，介助を最小にしながら求められている物が出来上がるように援助します．

　また，Hana 自身は作業体験のなかでは触れていませんが，この時期の

Hanaの悩みの多くは，大学院進学の動機であった，「言葉」と「作業」をうまく併用できるような場が町中のクリニックにあるといいという思いに気持ちが向くようになっていたのでしょうか．そうした思いが，第②期までと異なり，パラレルな場における他の参加者への対応の仕方などに見てとれました．Hanaは意識してはいなかったと思いますが，この時期には自分が望んでいる理想的な場のあり方にまで気持ちが向くようになっていたものと思われます．

4）第④期（落ち込み，中断，内省，復帰，調整の時期）

「落ち込み，中断，内省，復帰，調整の時期」と題されている作業体験の第35～57週は，Hanaが自分が町中のクリニックにこうした場があるといいなと思っていた場で，自分がそうした場で対象者に関わるとしたら，こんな関わり方をしたいと思っているような行動をとっていたように思います．もちろん，Hanaも意識はしていなかったでしょうが，そのためか，スタッフの参加者への語調にも気になると，そちらに注意が払われ，自分の作業体験が中断するということが見られています．場の参加者の視点に立った感情移入の影響と思われます．

作業体験を中断して，作業体験に復帰してから，自分のことより参加者への配慮や作業より参加者との交流が増えています．そして，そのひとたちの入院や通院の背景などを知ると，さらにその影響を強く受けて気持ちが揺れることが多かったように見えました．

こうした気持ちの揺れを抑えたのは，第③期の振り返りでも触れたように，Hanaが自分が感じたことを客観的に記録していたことがあります．淡々と書くとHanaが言っているように，自分が思ったことや感じたこと

をそのまま書くという作業が，自己の認知特性を客観視する認知行動療法的に作用したと思われます．

第III章 学会発表とその後

1 なぜ学会発表をすることに なったのか

Hana

　修士課程1年目の2013年のことでした．精リハ学会が沖縄で開催されるということがゼミで話題になったときに，山根先生から「君もいつか（学会で発表をしてもいいのではないか）」Point 1 と，まるで世間話のついでのように軽く言われました．

　そのときは，「とんでもない，自分には到底無理，嫌だ，絶対やらない」と思いました．昔から極度のあがり症で，人前に出ると頭が真っ白になり，声が裏返ったり，ひどいときには声が出なくなってしまって沈黙し，気まずく，恥ずかしい思いを随分としてきたので，「学会で発表なんてとんでもない，避けられるものならば」というより，「できる限り避けよう」と思っていました．

1）学会発表を勧められて

　翌年2014年の岩手で精リハ学会が開催されたときにも，「君はその場になったら意外と話せたりして」と，ゼミ中に，山根先生から冗談なのかよ

くわからない表情で言われたことがありました．そのときも，内心では「とんでもないことを！」と思っていました．前年までと同じく，基本的には「学会で発表なんてしたくない」という思いに変わりはありませんでした．

　ただ，開催地が岩手ということで，「めったに行けないところだし，交通費の心配さえなければ，岩手には知人（母の友人）が住んでいたこともあり，何かあってもその人に頼ればいいので大丈夫だろうから，やってみてもいいかな」と一瞬思うくらいの余裕が生まれ始めていました．

　結局その年の学会には参加しませんでしたが，「絶対に嫌」という感じではなく，むしろ「やってみようかな，やってみてもいいな」という思いもありました．そんなふうに気持ちに変化（ゆとり）が起きていることには，先生方もこのときにはまだ気が付いていらっしゃらなかったと思います．わたし自身も，なぜ，いつの間に，そのような気持ちに変化していたのか，いまだによくわかりません．きっと，修士課程の発表準備やいろいろなことを実際に体験するなかで生まれた「なんとかなりそう」というゆとりだったのだろうと思います．

⚠ ZIZI の解説 ⚠

Point 1：なぜ学会発表を勧めたのか

　Hana の修士課程の研究指導をしながら，彼女自身の作業体験が経験になっていくプロセスとその経験内容を見ていて，これをこのまま学位取得の研究で終わらせるのはもったいないという気持ちがありました．彼女自身も，「自分の体験としてだけではなく，同じような境遇の人に，自分の"自例研究"が役に立つといい」といったことを話していたので，彼女と同じような境遇で悩んでいる人やその家族，そし

てそうした人の治療や支援にあたっている人たちに知っていただければいいと思うようになりました．

　しかし，Hanaのこれまでの治療の経緯から，かなりのストレスになることが予想されたため，少し早い時期から，彼女の心の準備のために，「多くのみなさんに知っていただくには学会発表がいい」と，折に触れ，それとなく言っていました．

2

学会発表を決心するまで

Hana

　修士課程を修了して研究協力員となった 2015 年の春には，2 年前に「学会発表なんて絶対嫌だ」と拒否していたころに比べ，高知で開催される次の精リハ学会では，発表してみてもいいかなという好奇心のようなものが少し生まれていました．サポートがあれば挑戦してみたいという気持ちが芽生えていたのです．

　しかし，もともと気分に波があったため，その学会発表に対する気持ちにも安定感というものはありませんでした．それに加え，交通費をどう工面するか，という心配があったために，学会発表へのモチベーションはいまひとつでした．また，初めての学会であるにもかかわらず，「発表者が自分自身を研究対象とする当事者研究はこれまでの精神認知領域ではあまり例がない．張りっぱなしのポスター発表より，口頭発表で当人の口から話されることを聞くほうが，参加者にとっても意味が大きいから口頭で発表したらどうか」と山根先生から言われたことで，その場をイメージし，人前で話すことを想像しただけで，「絶対無理だ，そんなことできない」と感じてしまい，さらに不安が募っていったのです．

3

演題投稿とその後の準備

Hana

　演題を投稿する時点では，一人で参加するということではなかったのですが，投稿してから思いもよらない出来事が重なり，一人で発表しなければならないという展開になりました．これは，わたしにとっては想定外の出来事でした．

1）そんなはずでは……

　そもそも，演題を提出する2015年6月の段階では，一人で参加する予定ではありませんでした．思い切って口頭で発表する気持ちになった理由も，先生のどなたかが一緒に学会に参加され，もしわたしが壇上で緊張して話せなくなった場合には，その同行の先生がフロアからわたしをフォローしてくださることも可能だということでしたので，不安は大きかったのですが，「それならやります」と決断したのです．
　しかし，学会がもうすぐ始まるという時期になって，先生方のなかでどなたも都合がつかないという事態が発生しました Point 2．困ったという思

いと，本来は一人でこなすべきものなので，助けを当てにすることへの後ろめたさもありました．また，実際に先生方がご多忙なこともわかっていましたので，これ以上無理を言うのも心苦しいと思い，勢いで「一人で大丈夫です」と言ってしまったのです．しかし，そう言ってしまったものの，不安はどんどん膨らんでいきました．自分が言ったことには責任をもちたかったのですが，ついに不安が限界を超えて苦しくなり，母親に八つあたりし，さらにそのしばらく後には，先生方にも八つあたりをしてしまっていました．そんな自分がとても情けなかったです．

2) またいつもの？

誰も同伴していただけなくなったことに憤りを感じているうちに，慢性蕁麻疹の再発や抜毛，暴飲暴食，強迫行為（手洗いと確認）などが始まりました．それで，自分でもこのストレスがかなり大きいことを感じました．しかし，その体調不良に対してまでも，「またこれまでと同じことの繰り返しになっている」という自分への苛立ちや，実際に身体的にも不快なので，イライラが募り，完全に負のスパイラルにはまっていました Point 3．

そうした状況のなかで，発表原稿の修正や発表の練習に追われていたので，先生方のご指摘に有難さを感じると同時に，何度も修正し，やり直すことのしんどさなどから，他人の言動に対して逐一過剰に反応し，些細なことにも被害妄想的に反応してしまうようになっていました．今になって振り返れば，学会前の数カ月は，わたしは，非常にとげとげしい感情的な人間になっていたように思います．

3）何とか乗り越えて

　2015年12月初め，学会前の諸々のストレスによって強まっていた強迫行為（手洗いと確認）のために，京都の下宿先を出るまでがとても大変でした．荷造りもできていて，靴を履いて出ればいいという段階まできたのに，どうしても玄関を出ることができず，何時間も玄関先で座って動くことができませんでした．そんなわたしの状態を知って，名古屋の実家では，妹が有給休暇をとってわたしを迎えに京都まで行こうかという話にまでなっていたそうです．それを母から聞かされ，翌朝にはなりましたが，姉としての意地で妹に来てもらうことはせず，なんとか自力で出発することができました．まず，京都からいったん実家の名古屋へ向かい，ひと晩休んで，名古屋の実家から，愛媛の親戚を経由して高知へ向かうことになりました．

　出発当日はわりと落ち着いていて，母が朝から大量に揚げてくれた唐揚げを，新幹線車内でものすごい勢いで食べて，神戸の手前あたりで完食，乗換駅の岡山で新幹線からマリンライナーに乗り換えて，瀬戸大橋を渡って10年以上ぶりに四国に入りました．そして，久々に会った親戚の人たちが，昔と変わらない，素朴で温かい雰囲気で，笑顔で迎えてくれました．

　ただ，同じ四国内でも愛媛から高知までのアクセスが想像以上に不便だったため，長居はできませんでした．まだまだ話し足りないのにと残念でしたが，「高知のホテルで食べて」と用意してくれていたお菓子やみかんなどをたくさん頂き，そういった親戚の人たちの優しさのおかげですっかり機嫌が良くなったわたしは，高知に到着したころには，おそらくほとんど元どおりに落ち着いていたと思います．そして，ホテルの部屋では頂いたばかりのお菓子やみかんを贅沢に食べ，発表前日の夜にもかかわらずよ

く眠れました．
　発表当日も，山根先生のお知り合いの先生方が声をかけてくださり，何もかもよくわからないなかでの緊張をほぐしてホッとさせてくださって，とても有難かったです．

⚠ ZIZIの解説 ⚠

Point 2：(ZIZIも) そんなはずでは……

　Hanaの初めての学会発表であり，参加者の反応を知るためにも，学会には参加するつもりでいました．しかし，2週間前くらいになり，沖縄で開かれる補完代替療法である園芸療法の学会で指定発言をしなければならなくなりました．彼女の発表が初日にあればそれに参加して，高知から直接沖縄に移動すればなんとかなるため，発表を初日にしてもらうように精リハ学会に彼女から依頼をしたのですが，直前ということもあり，「口頭発表のプログラム構成上無理です」という返事でした．

　日本園芸療法学会の指定発言を断る心づもりで，Hanaに事情を話したところ，「愛媛の伯父たちにも会いたいし，発表は一人でなんとかする」という返事でした．学位論文の発表も意外に落ち着いてしっかりできていたので，それなら，ということで，学会に参加する他のスタッフに頼んで沖縄の学会に出ることにしましたが，他のスタッフもいろいろな事情で参加が叶わなくなり，結果的には彼女が一人で発表することになったのです．

Point 3：予想以上の反動と確かな希望

　これは Hana のこれまでの治療経過から予想されていたことですが，今回はこれまでと違って，学会発表という実際の社会における具体的な対象のある作業体験であったため，その反動は予想以上のものでした．しかし，その一方で，「これはどのくらい時間がかかるかわからないが，産みの苦しみのようなもので，この大きな山を越えれば，目的と意味のある作業，具体的な生活行為をやり遂げたことへの自己有用感や自尊感情にもつながるのではないか」という確かな感じもありました．

4

学会発表

Hana

　いよいよ学会発表の日を迎えました．本番では意外に落ちついて発表できたのですが，わたしの発表へのフロアからの反応の少なさに，「誰も何も聞いてくれていない．どうしてなのだろう．そんなに発表は面白くなかったのか」とショックを受けました．その経緯です．

1）意外に落ちついていた本番

　いざ自分の発表になったときにも，照明が少し落とされたために参加者の視線が気にならず，とにかく練習時に何度も失敗したスライドの送り忘れに注意することと，時間内に滑舌よく話しきることだけに集中しました．そのためか，いつものように緊張で声が出なくなったり，足が震えるといったこともなく，あっさりと時間が過ぎていきました．ただ，まだあと数分あるはずという時点で「チン」と小さなベル音が聴こえたような気がしてから，最後の数分は少し焦ってしまいました．

2) えっ！ 少ない反応にショック

　なんとか話しきることができてとても安堵していましたが，一番構えていた質疑応答ではフロアからの質問が1つもなく，「これはいったいどういうことなのだろう，わたしの発表はどのように受けとられたのだろう」と気になりました．また，座長の先生からコメントのような質問をいただいたのですが，的を射た返答ができなかったことも気になりました．わたしの前のグループの最後の発表者には，質問が2つとコメントがされていたことと，わたしの次の発表者のときもなんとなく場が盛り上がっていたために，自分の発表だけフロアからの質問が1つも出なかったことが心に引っかかり，どんよりしてしまいました Point 4 ．

　その後の発表では，少し突飛な質問者がマイクを握って離さなかったり，発表時間を守らない人が多かったりと，大幅な延長が続きました．しかし，自分の発表が終わってオーディエンス側になると，「このセッションはちゃんと最後の人まで終われるのかな，司会進行って大変そうだな」と心配になるほどのゆとりをもち，傍観する余裕がありました．

⚠ ZIZI の解説 ⚠

Point 4：Hana の行動特性

　Hana は緊張するとうまくできない，だめという評価をされることが苦手で，一般的にみてきちんとできていることでも人前だとしないということがあります．学会発表でもそのことを気にしていましたが，本人が思う以上にしっかり発表でき，参加者からの反応もよかっ

たと出席した参加者から聞きました．"石橋を叩いても渡れない"というのがHanaの生活上の行動をおさえていた原因といえます．学会発表はその山を越えるきっかけとなったと思っています．

5

学会発表後

Hana

　学会全体のプログラムには，DVDで事前に観ていた，イタリアの協同組合を題材にした映画『人生，ここにあり！』のバザリア法[注1]の話や，京都市の大原でハーブ栽培をしている海外の人の話，森田療法の話など，興味深い講演がたくさんあって，通常イメージしがちな，「難しい顔をした専門家の集まり」といったような堅苦しさを感じさせない学会だなと思いました．これまでの学会がどんな様子だったのかはわかりませんが，とにかく，学会全体は気を張らないで済むものでした．

　また，当事者家族会のセミナーでは，当事者家族ならではの臨場感みたいなものも肌で感じることができました．講演のなかには自分の考え方とは全然違うな，と感じる主義主張もありましたが，いろいろな職種，いろ

注1：バザリア法（バザーリア法）は，世界で初めて脱施設化（Deinstitutionalization）を唱えた精神科病院廃絶法．同年12月23日に成立した833号法に条文が移された180号法（1978年イタリア精神保健法（Italian Mental Health Act of 1978））のことで，精神科病院の廃絶を最初に唱えた精神科医フランコ・バザーリアにちなんで通称バザリア法と呼ばれている．

いろな立場の人々が，お互い自由に発言している，そういった感じがいいなと思いました．

　とはいっても，学会会場の外で観光や食事をするといった余裕はなく，京都に帰ってから，友人たちには「せっかく高知まで行ったのにもったいない！」と言われてしまいました．そうは言われましたが，学会という場を目いっぱい堪能できたことに納得していましたし，それだけで十分だったと思っています．

6

そうした一連の体験をした後に何が起きたのか

Hana

　その後，ホッとしたからか，ドミノ倒しのように体調を崩してしまい，やっと大学院に本格復帰したころには翌年 2016 年 8 月に入り，すっかり夏になっていました．

1）親戚との交流の深まり

　学会をきっかけに愛媛の親戚との交流が深まり，おいしいみかんを送ってもらうと，うれしいのと独り占めしてはもったいないという思いから，引きこもり中だというのに，みかんだけ持って大学院の人たちにおすそ分けをしに出向いたりしていました．
　山根先生は学会が終わってすぐの年末から起きた，わたしの一連の体調不良を「学会での開示によるストレスが原因」と解釈されていたようでしたが，自分としては，学会自体によるストレスについては意外と大丈夫でした．それだけでなく，長い間会う機会がなかった親戚との距離も近くなり，それになぜか人前で緊張せずに話し切れたということに関しては人生

初の経験であったため，急に自信がついたとまではならなくても，一つのうれしいプラスの経験となったことに違いないと思っています．

2）少し深まった自己認知

　これまで，他人との距離感みたいなものに苦労してきたわたしにとっては，人間関係のいざこざが一番しんどいことでした．なので，学会前の，何にでも過剰に反応し，被害妄想的になっていた自分と，その周囲のひとたちとの間で起きた，ちょっとしたズレや誤解といった小さな出来事の積み重ね，さらに，学会参加にあたっては交通費や宿泊費などのまとまったお金が必要だったため，学会開催の5カ月前から久々のアルバイトを始めていましたので，自分の感覚では楽しくお仕事させていただいていたつもりでも，いつの間にか自分のキャパシティーを超えていたのかもしれない，と後から感じました．

3）新たな気付き

　鬱々としているうちに身体のほうの不調まで強めに出てきました．意外だったことは，つらさが上乗せされるのではなく，痛む場所などに気がいってしまうぶん，メンタルが少し楽になっているような感覚があったことです．それに，何かしらの不調があるときのほうが，後ろめたさを感じずに休めるような，外に出たくない自分に大義名分が立ったかのような気分になり，比較すると，単発の強迫行為（手洗いや確認）がやめられずに家から出られず遅刻や欠席をしてしまうときのほうが，どうしようもない自己嫌悪と疲労感で苦しいと感じることに気が付きました．

第IV章 まとめに代えて

1 治療・支援における介入手段の違い

ZIZI

　心身機能の支障や身体構造の異常に対する治療や，日常生活活動の支障に対する支援は，薬物治療や外科的な治療のように身体への生理学的手段によるもの，精神療法のように言語を手段とするもの，なんらかの作業（活動，activity）を手段とするものにまとめることができます．

　便宜的に薬物や外科的な手段によるものを身体療法，言語を手段とするものを精神療法，作業を手段とするものを作業療法とすれば，それぞれの特性は，概略，図1のように示すことができます[1]．

1）身体療法の特性

　身体療法は，薬物療法や外科的治療のように身体に生理的にはたらきかける，近代医学と称される自然科学を基礎とする一般的な治療の中心的な手段です．身体療法は症状（心身機能の障害）の軽減や回復・改善，身体構造の異常の修復が目的で，即時的な効果が期待されますが，対象者の意思や覚醒度にかかわらず，施せばなんらかの影響があります．しかし，生

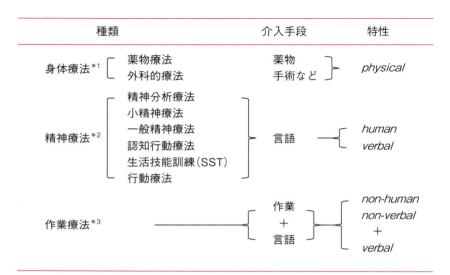

*1 身体療法：薬物や外科的介入による治療
*2 精神療法：対話型の言語による介入による治療
*3 作業療法：さまざまな活動を手段とする治療の総称

図1　介入手段による治療・支援の特性
（文献1より引用・改変）

理的な侵襲性があり，身体への負担も大きく，副作用もあります．身体療法は，基本的には命を救うための手段で，適切な介入時期と介入手段，介入量の判断が重要になります．そして，身体療法は，早期に，短期間で，できれば使わないで済むほうが望ましいものです．

2）言語的介入による精神療法の特性

　精神療法は，基本的にカウンセリングのように「言葉」を介してなされる対話型の心理的治療です．精神分析療法，小精神療法，一般精神療法，認知行動療法，生活技能訓練（SST），行動療法といったものがあります．

精神療法は，情動の安定や自己認知と行動変容を目的にもちいられますが，対話型治療は「言葉」を介してなされるため，言語がコミュニケーションの手段になりにくい，例えば言語機能が十分に発達していない幼児や記憶の障害がある認知症，統合失調症のように思考の障害などで，言語コミュニケーションに支障がある者などへの適応は困難です．またそうした支障がなくても，防衛的に思ったことを表出しない場合にも，言語的コミュニケーションは成立しません．

このように「言葉」は思考を整理し他者に伝える最も優れた手段ですが，対話型治療には限界があります．また，思考優位になりやすく，やりとりする内容もこれまでに起きたこと，これから起きるかもしれないことになり，「いま，ここで（here and now）」の具体的で現実的なやりとりが難しいという特徴があります．さらに，「言葉」は治療者と対象者の心理的距離の調整が難しく，見捨てられ体験や被愛妄想など思い込みや錯覚を生んだり，言葉による対人的侵襲性が影響する可能性があります．

3）活動を手段とする広義の作業療法の特性

図1の作業療法は，作業療法士がおこなう狭義の occupational therapy ではなく，補完代替療法に類するなんらかの活動をもちいる治療・支援を包括したものです．すなわち，理学療法，音楽療法や絵画療法などの芸術療法に分類されるもの，園芸療法など植物を介在するものなどを含んだ広義の作業療法を指しています．

このような広義の作業療法は，対象者が主体的に取り組む身体療法や言語的介入による精神療法とは異なり，対象者自身の体験を通して関わるため，そのプロセスや結果がリアルタイムに具体的に，治療や支援にあたる

者と対象者が here and now な状況で確認できます．そのため，対象者自身の現実検討がなされやすく，生活に必要な技能を習得したり，心身の基本的な機能の維持や改善が期待できます．

ただ，作業は，単に体験しただけでは，その作業により対象者がどのような体験をし，その体験をどのように認識しているのか，そしてどのような経験になったのかは不明です．そのため，治療や支援の目的に沿った適切な経験や学習がなされるには，寄り添う治療・支援者が作業を通して対象者にかける「言葉」（言語）が重要な意味をもちます．

したがって，さまざまな活動を手段とする作業療法では，もちいる作業とセラピストがその作業のプロセスにおいてかける「言葉」のいずれが欠けても療法としての意味はなくなるか，曖昧になってしまいます．作業体験をより良いものにするには，「作業を生かす言葉」が必要であり，かける「言葉」が生きるには「言葉を生かす作業」が必要になります．

2

作業をもちいる治療・支援構造

ZIZI

　活動を手段とする広義の作業療法は，対象者と治療や支援にあたる者との関係が，活動を介して成り立っています．対象者が実際に自分で作業をする，他者と交わるという主体的な体験（身体的体験，精神的体験，心理社会的体験）や，なんらかの作業を介して関わる，といったひとや物との関係を利用します．作業療法がおこなわれる場も，治療や支援の目的と対象者の状態に応じて，病院や施設から居宅までさまざまな場所でおこなわれます．その他，治療や支援がおこなわれる場所によっても効果が異なり，作業を共におこなうひととの相互作用も効果に大きく影響します．

　この作業療法を構成する多彩な要素とそれぞれが相互に作用するという治療・支援構造は，言語的介入による精神療法などに比べて，特に身体療法と比べて，介入と効果の因果関係を客観的にとらえることが難しいことが特徴です．しかし，対象者が主体性を取り戻し，病いや障害により喪失した自己との関係，生活との関係，家族や周りのひととの関係，社会との関係など，生活に必要なさまざまな関係性を回復し，生活の再建を図るという個別性の高い多義的な治療や支援を可能にします．

　このさまざまな構成要素の相互性こそが作業療法の豊かさといってよい

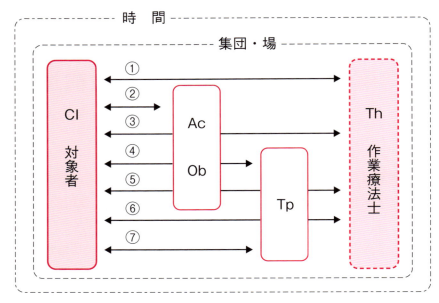

Cl：対象者　Th：作業療法士　Ac：作業　Ob：物（作品, 道具, 素材）
Tp：集団の構成メンバー

① Cl と Th が直接関わる関係
② Cl と Ob や Ac との関係
③ Cl と Th が Ob や Ac を介して関わる関係
④ Cl と Tp の Ob や Ac を介した関わり
⑤ Cl と Th が Ob や Ac, Tp を介して関わる関係
⑥ Cl と Th が Tp を介して関わる関係
⑦ Cl と Tp の直接の関わり
⑧ Cl が Th を介して Ob や Ac と関わる関係（形態としては③に含む）
⑨ Cl が Th を介して Ob や Ac, Tp と関わる関係（形態としては⑤に含む）
⑩ Cl が Th を介し Tp と関わる関係（形態としては⑥に含む）

図2　精神認知領域の作業療法の治療・支援構造
（文献2より引用・改変）

でしょう．作業療法を構成する要素の関連（作業療法の構造）は，図2のように示すことができます．

対象者と作業療法士の関係には，

・対象者と作業療法士が直接関わる関係（図2の①）

▶▶▶ 第Ⅳ章　まとめに代えて

・対象者と作業や作業に関連した物との関係（図2の②）
・作業や作業に関連した物（所有している物，作品，使用している物など）を介した対象者と作業療法士との関係（図2の③）
・対象者と作業や作業に関連した物を介した集団の構成メンバーとの関係（図2の④）
・作業や作業に関連した物，集団の構成メンバーを介した対象者と作業療法士との関係（図2の⑤）
・集団の構成メンバーを介した対象者と作業療法士との関係（図2の⑥）
・対象者と集団の構成メンバーが直接関わる関係（図2の⑦）

があります．

　そして，③，⑤，⑥の関係において，対象者が作業療法士を道具的に扱い，物や他者と主体的に関わる，

・対象者が作業療法士を介して物と関わる関係（図2の③に含まれる）
・対象者が作業療法士を介して物や他者と関わる関係（図2の⑤に含まれる）
・対象者が作業療法士を介して他者と関わる関係（図2の⑥に含まれる）

があります．

　それぞれの対象関係が，作業療法がおこなわれる場や集団，時間要素の影響を受けています．さらに，他の専門職以外の患者や家族，その他関係のあるひとたちとの連携のなかに含まれるという構造をもっています．

　例えば，Hanaの場合は，対話型の治療が①，一人で作業に依存しているときが②，作業を介して治療者と関わっているときが③，作業を通して他の参加者と関わっているときが④，Hanaと他の参加者との作業を介して作業療法士が関わっているときが⑤，Hanaと他の参加者の関わりを介して作業療法士が関わっているときが⑥，Hanaが他の参加者と関わっているときが⑦にあたります．

3

パラレルな場

ZIZI

　Hanaが研究のために作業体験した作業療法室の基本的な治療・支援構造は,「パラレルな場」という作業療法特有の治療・支援構造です．具体的にどのような場なのか，少し紹介します．

1) パラレルな場とは

　パラレルな場は,「場を共有しながら，人と同じことをしなくてもよい．集団としての課題や制約を受けず，自分の状態や目的に応じた利用ができ，いつだれが訪れても，断続的な参加であっても，わけへだてなく受け入れられる場」と定義された作業療法の治療・支援構造の特性から生まれた場です．

　従来の集団力動をもちいる集団療法，共通の目標や課題に取り組む療法集団とは異なる，作業療法の試行から生まれた，ひとの集まりの場をもちいた新たな療法の形態です[3〜4]．

　「パラレルな場（トポス）」と集団療法は，いずれもひとの集まりを利用

する治療・支援ですが，パラレルな場は，場の力動から自然に生まれる相互協力を必要に応じて使います．場の成熟は積極的に図りますが，凝集性を高める操作をしないことで相互のパラレルな関係を維持することが，従来の集団療法と大きく異なる特徴といえます．

その場における相互交流レベルが，Mosey の集団関係技能（Mosey, 1970）に対応させると並行集団にあたりますが，並行集団レベル以上に集団レベルを高めずに，場の成熟を図ったものです．

2）パラレルな場の効用

パラレルな場は，図3 に示すような機能があります．
その主な効用としては，
・普遍的体験をともなう安心と安全感の保障
・他者との距離の取り方を学ぶ社会的学習体験の機会
・モラトリアムな時間と場における探索行動の保障
・適応的な対処行動を保障
・自我を脅かされず有能感や自己愛を満たす機会
・受容体験のなかで自分を確かめる試行の機会
・ソーシャル・ホールディングの機能
・ピア・サポートを育てる場
といったものがあります．

一般的な集団療法に比べて相互の影響性がゆるやかであるため，参加に対する緊張感が少ないため，さまざまな状態のひとがそれぞれに過ごす姿や，作業を通して治療や支援にあたるスタッフの言動を自然に見聞きすることが，普遍的体験をともなう安心感を与える機会になり，他者との関わ

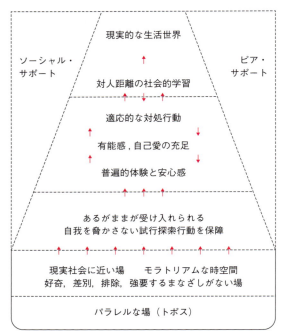

図3 パラレルな場の機能
(文献4より引用・改変)

り方や距離の取り方を見て学ぶ自然な模倣の機会となります.

　病院や施設のなかでは，パラレルな場は，もっとも現実社会に近く，しかも現実社会に対しモラトリアムな時間と空間が保障されていることが特徴です．そのため，好奇や差別，排除，何かを強いるまなざしのない，安心と安全が保障された場として，ソーシャル・ホールディング（social holding）[注1]のような機能を果たします．あるがままの自分を受け入れてくれる場は，自我を必要以上に脅かすことなく，やや退行した行動を含む試行探索行動を保障します．その保障が適応的な対処行動を引き起こし，結果として有能感や自己愛を満たし，より現実的な生活世界に向けた歩みを促します[2].

治療や援助にあたる者の適切でわずかな支持と支援があれば，共に場を過ごす者同士の自然な交流も生まれ，自閉されていた活動性が適度に刺激され，主体的な行動が回復する機会となります．場が成熟すれば，課題集団では見られることのないソーシャル・サポート（social support）注2 の萌芽のようなピア・サポート（peer support）注3 が自然に生まれます．自然な社会的関係のなかで生まれるお互いの支え合いが，社会学習の側面である感情の修正体験になれば，脆弱な自我も強化され，対人処理能力が改善される機会にもなります．成熟したパラレルな場（トポス）は，現実場面でありながら，実際の現実生活とは少し違って，モラトリアムな時間と空間を提供します．パラレルな場には，それがほどよい環境(good enough environment)（Winnicott，1965)[5]であれば，意図しない思わぬ効用をもたらす場の力がはたらきます．

3）パラレルな場の利用

　治療や支援の場としてのパラレルな場は，場所があれば自然に生まれるわけではありません．場として成熟させ，そこに生まれた場を維持するひとの存在によって成り立つものです．そうして生まれた場は，一般におこ

注1： ソーシャル・ホールディング social holding とは，地域社会で共に生活する場合に，その地域社会が偏見や差別をもつことなく，そのなかで生活しようとするひとを受け入れることを指して使われる．

注2： ソーシャル・サポート social support とは，社会生活において，日常的な他者との関わりで相互に授受される有形無形の支援をいう．物資援助や手助け，情報提供などのような道具的サポートと，心理的な支援のような情緒的サポートがある．

注3： ピア・サポート peer support とは，対象となる病いや障害がある者と同じような体験をした者による相談や支援のことをいう．

なわれている個人療法や集団療法に比べて，治療構造がゆるやかで治療的な操作が少ないため，多くのメリットがある反面，ややもすると場における関わりが曖昧になることもあります．そのため，パラレルな場を生かすには，そのゆるやかな治療構造をしっかりと維持し，その特性を把握した管理運営が必要です．

4

言葉の力，作業の力

ZIZI

　対話型の精神療法を受けていた Hana が，自分を事例対象とした「自例」研究をするきっかけになったのが，彼女が対話型の精神療法の，ある限界を感じていたなかで，自分の生活のなかでおこなっていた作業から体感した「作業の力」のようなものでした．彼女が体感した対話型の治療を補う作業にあるものとは，どのようなものなのでしょう．彼女が大学院に入って作業療法における作業体験を通してそれを明らかにしていますが，彼女の経験をわかりやすくするために，ここで作業の特性，ひとが作業することの特性を簡単に紹介します．

1）作業の結果と特性

　ひとは生きるために，日々生活に必要なさまざまな生活行為（目的や意味をもった作業）をおこないます．その具体的な行為や体験を通して，自分以外の世界（自分が置かれている環境や対象といった自分が相対しているもの）と関わり，自分と自分以外の世界との関係を知り，生活に必要な

技術を身に付け，必要な対処をおこなうために自分の気持ちを表し伝えたり，達成感や有用感，有能感，欲求などを満たしながら，ひとは自分の生活を営みます．

そのひとが生きるためにおこなう，作業そのものがさまざまな意味をもち，作業の結果もさまざまな意味をもっています．そして，作業はそれぞれに目的をもっているため，その目的に導かれて作業に必要な心身の機能がはたらき，具体的な作業をするという行為となり，その結果が作品などとして具象化されます．そのため，作業の結果には作業をした者の作業遂行能力や精神内界が映し出されます[6]．

2）ひとが作業すること

ひとが作業をするということは，他者から言われたという理由であっても，自分がしたいと思ったからであっても，他動的な運動や反射的な運動とは異なり，脳の機能からすれば能動的なものです．そして，作業には精神的なものもありますが，精神的な一部の活動を除けば，多くの作業の遂行は身体を使っておこなわれます．なんらかの目的をもって身体を動かし道具を使うとき，心身の機能の維持や改善はそれにともなって自然になされます．そして身体の動きに必要な酸素を取り入れるために，呼吸・心肺機能のはたらきが活発になり，循環器系がその機能を高め，代謝や自律神経系，内分泌機能が賦活されます．そして身体機能の賦活だけでなく，心理的状態の安定や活性化にも関係します．身体のほぐしは，そのまま心のほぐしにもつながるのです．

また，作業で身体を動かすと，身体的にエネルギーが消費されます．散歩や軽い運動をすることで身体エネルギーが消費（発散）されることは，

▶▶▶ 第Ⅳ章　まとめに代えて

抑圧され歪んだ衝動（心的エネルギー）を身体エネルギーに換えて解放することであり，衝動の発散や気分の転換をもたらします．また，身体運動にともなう適度な疲労は，夜間の睡眠を助け，生活のリズムを取り戻すはたらきをします[7]．

3）共に作業すること

　そして，作業をもちいることの大きな特徴の一つに，作業を他者と共にすることの効用があります．作業は一人でおこなうものもありますが，大半は他者と協同でおこないます．

　他者と共に作業をする場合，お互いの行動特性，対人特性が把握されるということに加え，五感の共通性を基盤とした共有体験によるコミュニケーションがあります．外部刺激を感知するひとの五官（目，耳，鼻，口，舌）や感知された五感は，ひととしての生理的レベルではほぼ共通しています．わたしたちが使う言葉は，メタファーなしには十分に機能しませんが，感性的メタファーは，すべてわたしたちの身体感覚と知覚に基づいています[8]．

　さまざまなメタファーのなかで，感性的メタファーが最も普遍的要素が大きい理由がそこにあります．

　春の陽の「あたたかい」「まぶしい」という感じを，言葉だけで伝達することは難しいですが，共に陽を浴びて「あたたかいね」「まぶしいね」と言うとき，初めて言葉は知識体験の総体として共有する意味をもちます．ひとの身体感覚（五官によって感知される五感）の生理的な共通性と，共に活動を体験した共有体験に支えられた一体感といえます．それはMerleau-Pontyが間身体性 intercorporéité[注4]（Merleau-Ponty, 1960）と表

現した概念に類するもので，共有体験や類似体験によるコミュニケーションといえます．Hana がパラレルな場における作業を通して他者とのコミュニケーションが自然に広がったのも，このはたらきによるものが大きいと思われます．一人で部屋で作業していては生じないことです[9]．

注4：間身体性．ひとは，他者の様子を見て互いに相手の思いを類推できる．これは人間がみな解剖学的に同じ構造でその生理的機能も同じ特性をもっているために，簡単にいえば，この同じ構造・機能特性をもっているもの同士だから互いに理解できることを間身体性という．

5

治療・支援者の役割

ZIZI

　身体療法は，対象者の思いがどうであれ，施されれば，生理的身体的になんらかの physical な影響をもたらし，作用も大きいですが，生理的侵襲性というリスクがあります．そして，言語を主媒介とする精神療法は，狭義なものから広義なものまであり，基本はすでに述べたように，human & verbal な関わり，すなわちひとがひとに対して言語で関わり，心理面から心身に影響をもたらすものですが，対人的侵襲性というリスクをともなうことがあります．

　それらに対し，作業療法は，non-human non-verbal という特性のある作業を対象者がおこなう，その体験に合わせて，セラピスト human が「言葉」による verbal な関わりをすることで，心身両面に影響をもたらすもので，生理的な侵襲性や対人的な侵襲性は低いのですが，ただ作業をしただけでは，作業がどのような体験として括られるかは不明で，関わる者の関与の仕方が問われます．

　作業をもちいた療法では，自分の手で道具を使って対象（素材など）にはたらきかけたり，身体を動かす具体的な行動をともなうとき，その経験が学習体験となります．そのため，単に体験しただけでは，たとえそれが

能動的な活動であっても，適切な表象形成（種村，1998）がなされるとは限りません．体験を生かす，すなわち体験していることを意識化させる「言葉」をかけることが重要になります．セラピストがかける「言葉」により，漠然としていた体験が意識化された一つの意味ある体験としてまとまる，身の内に収まるような体験を生かす「言葉」で括られることによって，初めて体験したことが表象形成されます．

　作業を生かす「言葉」と，「言葉」を生かす作業が相補って機能するような関わりができることが作業療法の重要な特性といえます．

文献

1) 山根　寛．精神障害と作業療法．新版．三輪書店，2017，pp63-66．
2) 山根　寛．精神障害と作業療法．新版．三輪書店，2017，pp72-117．
3) 山根　寛．パラレルな場の利用．作業療法．1999, 18 (2): 118-125．
4) 山根　寛．パラレルな場とは．ひとと集団・場．第2版．三輪書店，2007，pp74-78．
5) Winnicott. D. W.(著)　牛島定信（監訳）．The Family and Individual Development　子どもと家庭―その発達と病理．誠信書房，1984．
6) 山根　寛．作業と結果の特性．ひとと作業・作業活動．新版．三輪書店，2015，pp87-95．
7) 山根　寛．ひとが作業すること．ひとと作業・作業活動．新版．三輪書店，2015，pp95-105．
8) 瀬戸賢一．メタファー思考―意味と認識のしくみ．講談社現代新書，1995，pp1-210．
9) 山根　寛．ともに作業すること．ひとと作業・作業活動．新版．三輪書店，2015，pp105-106．

第 V 章 それぞれの立場から
~精神科医, 作業療法士, 当事者による鼎談~

それぞれの立場から

名古屋大学名誉教授，精神科医：笠原　嘉
京都大学名誉教授，作業療法士：山根　寛
　　　　　　　　　　　　当事者：濱中直子

| 主治医 笠原 | ZIZI | Hana |

　この章は，Hana の主治医であり小精神療法の生みの親である笠原医師が，Hana の一連の体験をどう観ておられたのか，また近年の精神科治療の動向も踏まえ，どのような方針で Hana や他の患者に関わっておられるのか，一方で，Hana は自分の体験をどのように思っているのか，また，作業療法士山根（ZIZI）は今の精神科治療援助をどのように見ているのか，また，治療者としてではなく Hana のゼミの指導教員として関わった ZIZI は，作業療法士として何を考えていたのかなどを，忌憚なく話し合い，可能なら本書に組み入れたいという思いが形になったものです．

　本書の本文執筆が一段落し，笠原医師にこのお話をしたときには，「自分はもう後進に道を譲る年齢なので」とお断りになられたのですが，後進のためにも必要なことではないかと再三お願いをして，機会をいただき，この章が生まれました．

　この件について，笠原医師に，一度お断りになられた鼎談を引き受けられた理由を，Hana が診察時に伺ったら，

① この 50 年の間に精神科の患者さんは，精神病の方も含めよく治るようになった．このことは読者によく認識していただきたいと思って

いる．事実，入院中心の精神科「病院」の他に，外来だけの精神科「医院」（クリニック）がこの30年の間にたくさんできた．とはいえ，なかなか治らない患者さんたちもまだまだたくさんいて，治らない人が外来に「たまって」きた．そして，彼らを長く診る間に，精神科医としての目標が変わってきた．「早く治す」というよりも患者さんが今後の「生活史」を築き上げていくにあたっての手助けをするというように変わった．このことは，まだどこにも話したことがないので今回そのことを話すのもいいかと思った．
② 今後はコ・メディカルが活躍する時代だろうと思う．これまでは臨床心理士の方とは少々のお付き合いがあったが，作業療法士の方とはなかったので，コ・メディカル（ZIZI）とお話しするのもいいかと思った．

といったことをお答えになられたということです．そうした意味でも，この章は本書にとって，まさに画竜点睛の章になりました．

症状の向こうに人間を見る

ZIZI：（Hana さんが）大学院を探すきっかけとなったのは笠原先生の影響からだよね？

Hana：はい．笠原先生は以前から，病後，当分の間はお金をいただくお仕事よりもお金を払って行く学校やお稽古事をしなさいと勧めてくださっていました．それが頭にありつつ，家で作業をしているなかで感じた没我性みたいなものを知りたくて"作業" "精神" "大学院"といったキーワードを入れてインターネットで検索しました．今思えばあたり前なのですが，山根先生が早い段階で出てきたので，研究内容の紹介などを読んだうえで

問い合わせてみようと思いました．

ZIZI：笠原先生はなぜそのような具体的な作業をしてみることを Hana さんに勧められたのですか？

笠原：それは，そもそも精神科医療に携わるうえでの根本的な考え方が影響しています．ずっと長い間，精神科医をやっていて，初めは当然のことながら内科医と同じ考え方でやっていました．「症状をなくす」だとか，「薬物でもって早く楽にする」だとかそういうことを考えていたのですが，どうもそれでは十分ではないのです．「治して」と言われても治せない人がいます．そこで，「早く治す」という考えをやめたのです．一緒にゆっくりと治していく．「ゆっくりと治す」ということは病気が勝手に治り始めるまで少し待っているわけです．そのうち，そうするには，症状の向こうに人間そのものが見えていないと焦点が合わなくなることに，「今一度」気が付いたのです．「今一度」というのは1950年代に欧州の精神医学に「人間学派」というのがありまして，随分私どもも影響を受けました．ただ，これはちょっと哲学的でした．それゆえに，まもなく米英の即物的な学説によって駆逐されました．「今一度」の人間学は「哲学的」でなくてよいと思っています．むしろ，日本の健康保険制度下で私のいう「小精神療法」でいけると思うのです．

「人間」といっても曖昧ですので，もう少し具体的にしようと，長い間試行錯誤していました．そして，あるときから「生活史」というものに着目しました．「生活史」というのは，もう100年も前からフロイト一派が「出生から発病まで」に注目し，心因論的精神医学である精神分析学というものを作って生まれた概念です．つまり，そのひとそれぞれの歩んできた人生の軌跡のようなものですが，病前までの「生活史」だけを診るのではなく，病気になった人がそれ以後の「生活史」をどう歩めるようにするかという努力が大切だろうと考えました．そうなると，医師のみでなく，多く

の人が治療的に関与できます．自分を傷つけないで，自分自身の値打ちをあまり低く見積り過ぎずに見出していかないといけない．傷つかない環境を造ることだけでもサポートしに入っていくか，なんらかの具体的な作業を通して，生きる目標というものを一緒に見つけてあげる．そうして，一度は病気をしたひとが少し不自由を被りながらでも，病気以後の「生活史」を歩んでいけるようにする．それがおおよその目標にするのが良いと気が付きました．クリニックを開業してからもう20年になりますが，1999年の開業時には治療方針は明らかにそうしようと思っていました．

身近な作業が道しるべに

笠原：Hanaさんが山根先生に連絡したと聞いたときはびっくりしました．しかし，思えばこの方は能動性のあるひとで，もともと自分から何かと活動するひとでしたね．そういうひとだからこそ，山根先生を見つけたのだと思うのですが，その素質に加え，Hanaさんのお母さんがご自宅で作業をなさっていたという環境の影響も大きかったと思いますね．

Hana：本文にも記載していますが，母はステンドグラスの創作をしていました．現在は，小さな工房を持って，教室も開いています．幼少時から普通に家にはんだごてなどの道具が揃っている環境だとか，そういうことがよかったのかなとは思いますね．

笠原：Hanaさんには強迫観念がありますから，すごく苦しいときは何か没頭できるものがみつかると楽なのです．日本では強迫症状に対する治療法として有名な森田療法が最初に「作業」の意義を説きました．自宅でのそういう経験が山根先生を見つけさせたのだと思いますね．そういう環境がないと，作業の治療効果などはわからないと思います．僕は彼女がその

ような体験をしていることは知らなかったのです．先ほども言ったように，傷つけられない環境として大学の研究室生活は合っているのではないかなと密かに思ってはいたのですけれどね．しかし，自分自身を研究し，今回本を出版するまでに至るとは，そこまでの想像はしていませんでした．

ZIZI：僕も最初に会ったときはそこまで（本の出版）は考えていませんでした．Hana さんが作業療法の門を叩いた理由が「小精神療法で言葉をもちいた治療を受けるなかで，何か作業をおこなっているときに自分の気持ちが楽になった経験があるので，もう少し具体的に整理してみたい」ということでした．僕も先生のご著書で小精神療法のことを知っていまして，これは作業療法における患者さんへの関わりそのものだなと感じていたところがあるのです．そして，僕自身，言葉と作業の関わりというのは，それぞれの良さがありながらどこまで互いを補う力があるのだろうかと考えていました．そういったこともあり，Hana さんには「卒業できるかどうかは別として，ともかく今まで生活のなかで体験してきたことを実際に確かめてみてはどうか」ということで，精神科の作業療法プログラムにそのまま参加者として入ってもらいました．患者としてではなくて，参加者の一人として作業を体験する．そのなかでの体験を記録していくことがそのままゼミでの研究課題でした．そのまとめとして学会発表なども提案したりしていましたが，そういう一連の流れが彼女の作業体験になると思っていたのです．具体的な課題に出合い，働くこととは違う意味で目標をもって，実際に体験することにより自分を確認する．いわゆる自分の現実検討みたいな場面にすればよいのではないかと思っていました．治療は笠原先生のところに通われていたので，僕は治療者という立場ではなくて，あくまで作業を学びに来ている一人の学生と教員という関係で関わるようにしていましたね．

言葉と作業で診る

ZIZI：Hana さんの作業体験では，大学病院の精神科作業療法室でしている作業療法プログラムに一人の参加者として入り，革細工や陶芸など，実際に手を使って物を作る作業をしてもらいました．緊張している間は，作業に没頭してしまえば他のひとと話さなくて済みますし，落ち着いてゆとりが出てくると，周りと関わりをもち，交流することもできます．作業療法（作業をもちいた治療）とは，そういう現実でありながら現実社会とは違うモラトリアムな時間と空間が意図的に作られている場なのです．生活でありながら，実生活とは違う枠組みも作っていたので，それがちょうど Hana さんに合っていたのかなと思いますね．そのため，研究の場がいつの間にか治療的な機能を果たしていたのだと思います．

Hana：そうですね．（わたし自身の）リハビリをさせていただきました．

ZIZI：僕は最初から治療としての配慮はしない方針でいたのですが，今振り返ると，その場を提供していたことが Hana さんにとって最善の作業療法だったのかなと思いますね．そして，その作業体験のまとめができたのも，やはり笠原先生のところで，言葉での治療，つまり，体験したことを先生に語ることで整理されてくるという言語化の機能がはたらいたからできたのではないかと思うんですけどね．

笠原：言葉にするということは，言葉がそうした力になるということですね．

ZIZI：はい，そう思います．Hana さんの場合は頭のなかでイメージされている言葉だけで考え込んでいた（Hana さんの思考優位になりがちな特性）ので，僕のところでも体験し感じたことを記録に書いてもらうことで，頭のなかの言葉を実際に文字にするようにしていました．「イメージで思考

優位になりがちな自分が，実際に体験したことを文字にして表出する」という一連の作業が随分役に立ったように思います．作業体験をしながら月1回（笠原先生の）診療も受けていたので，その間で言葉と作業の力が相互に作用し合っていたのではないですかね．

Hana：山根先生は治療をなさらないスタンスでいらっしゃったかもしれませんが，自分としては笠原先生のところで診察を受けて，大学には作業療法のリハビリを受けに行っているような感覚になることがありました．患者さんたちとわたしは似ている部分も多くありますので，自分と同じようなエネルギー水準の低いひとたちのなかにいると，癒し合い効果のようなものを感じていました．作業療法室にいるだけで自然とリハビリになっていて，相乗効果で治療（笠原先生の診療）が進んでいたのではないかなと思いますね．もう一つ変化があったことは，大学においての活動を笠原先生に報告しに行くことが楽しみの一つになったことです．もともと診察は楽しいものとは感じていなかったのですが，作業体験の報告をしたいがためにいつの間にか，月に一度の診察が待ち遠しいものになっていました．

表情や所作に優雅さがもどる

ZIZI：笠原先生は患者さんに実際に自分で図書館に行って本を借りるなど，生活のなかでの作業をよく宿題のような形で（Hanaさんにも）勧めておられたと伺いましたが，Hanaさんの経過をみられて作業体験をしたことによる影響というか，（Hanaさんに）何か変化は見られましたか？

笠原：一番初めに会ったときにはもっと悪いのではないかと思っていましたが，今では家族以外にはあまり（彼女が病気だとは）わからないくらいになっています．きっとそのときは「うつ」の波の時期だったのでしょう

ね．そこから，長い間，「気分の波」が揺れていたのが，大学院に入学して少し経ってから治まった．それまでは薬を使っても，なかなか効果が出なかったのですが，その辺から表情がものすごく良くなりました．

ZIZI：実際に自分で目標をもって体験をするということが彼女にとって良い影響を与えたということですか？

笠原：全員が全員そうなるわけではないと思うのですが，Hanaさんにとってはそうでしょうね．ひとと話すことが好きになってきたりだとか，意思疎通できると思えるようなひとに出会ったり，良い方向に向かったのだと思います．表情が改善しました．そういうときには，なるべく本人に伝えるようにしています．

Hana：そうですね．笠原先生に2回ほどわたしの表情のことを言われたような気がします．悪いときは言われなくて，良いときにだけ伝えてくださるので，「なんで今，急にお褒めいただいたのだろう」と思ったことがありました．初診のころは，おそらく表情も良くなくて，のちに妹たちから「お姉ちゃんの目がビー玉みたいだった」と言われました．

笠原：悪いときは目の動きがなくなりますからね．

Hana：そんな感じだったと後から言われて，とても驚きました．自分ではごく普通の表情をしているつもりだったのですが，やっぱり表れるんだなあと思いましたね．おそらく，「ビー玉状態」から普通の顔に戻ったときに先生が良くなったとおっしゃってくださったのかなと思います．

笠原：診断をするうえで表情を見て，そこから診断するということは，検査をたくさんするよりも一番的確な方法だと思います．たとえ，文化が違っても表情から診ることができます．

Hana：診察のとき，先生は毎回診察室の扉をご自分で開けて呼んでくださるじゃないですか．あのときに不意打ちの顔を見ることで診ておられるのですね．

▶▶▶ 第Ⅴ章　それぞれの立場から

笠原：それほど意地悪くはないのですが，診察室から私自身が顔を少し出して呼ぶんです．マイクで呼んでもよいのですが，看護師さんを煩わせますので自分でしています．それは病苦を背負って生きる人への尊敬の念があって，そういうふうに礼儀正しくさせているという面もなくはないのですが，それよりも呼ばれて椅子から立ち上がってわたしのところに歩いてくるまでの間に，一番その人のその日の素顔が診えるからです．最後に挨拶をするときも同じで，「さようなら」と言ったときにどう反応するかを診ています．入退室のときは，われわれからすると診断のチャンスなんですね．昔から精神科医はよくカルテを記述するときに，入室のときに挨拶ができたとか，どれぐらい社会化されているか，というところを記述してきました．

ZIZI：実は作業療法の場でもそれ（表情や行為への表れ）を頻繁にみることができます．自分で道具を準備したり片付けたりとか，そういう自然におこなわれる行為・行動のなかに皆表れてしまいますね．統合失調症でも，健常者でも，そのひとの状態が皆行為・行動に表れるんです．

笠原：Hana さんは悪くなったときは確かにちょっと硬くなりますよね．妹さんたちはそれに気が付かれたんだと思います．良くなるととてもにこやかで，表情豊かな柔らかい雰囲気になるんですが．

ZIZI：作業のなかでも強迫行為は出ていました．出始めたら触ってももうダメですね．硬い角が立ち始めたら，「あ，今日はもうこれ以上は触ってもダメだ」と思ってそっとそのままにしておきます．最近はその角がちょっと取れましたけれどね．

作業ができる待合室は可能か？

笠原：Hana さんが言っていたように，クリニックは健康保険制度下で運営するので，万人平等が原則ですから，どうしても患者さんの待ち時間が長くなってしまう．待っている間にできることを何か採り入れることができればよいと思うのですが，なかなかね．

Hana：自分の経験でもあるのですが，患者さんは家から出ることが大変で，その場所まで行くこと自体にとても意味があると思うんです．せっかくなら，その待ち時間をも利用できないかなと考えていました．

笠原：クリニックへ来て，なんでもいいから何かを自分で作れて，それを置いてもおけるような工房を兼ねた診察の場というのは良いかもしれないですね．そういうことをやっている若い思慮深いドクターも時にいます．

ZIZI：作業療法では，作品などを作る際に失敗体験を起こさないよう工夫をします．ですから，特に初期のひとはうまくいかないとそれが落ち込みの原因となり，（作業に）手を出さなくなるので，失敗に終わりそうなところを失敗にしないようにすることが作業療法士の重要な役割になります．それができないと一人前ではないですね．

笠原：なるほど，そういう術があるのですね．

ZIZI：ですから，おそらく，町中のクリニックで仮に作業療法を採り入れるとしたら，初診の患者さんが診察に来られたら，必要に応じて待っている間に作業しながら過ごせるようになるためのサポートをする専門家が必要になると思われます．一人でも，そういうひとがいれば成り立つと思うんですけどね．

笠原：それは，グッドアイデアですね．クリニックに来たときくらい，快適で，少なくとも傷つけられない環境であるようにと，普段から看護師さ

第Ⅴ章 それぞれの立場から

んにも心がけるようにしてもらっているんです．患者さんのなかには「ここへ来るとホッとします」と言ってくれるひとが何人かいるんです．そのように，せめてここに来たときくらい，ちょっとホッとして，何か（来て良かったなというような思い）をして帰ってもらえれば，といつも思っています．そこに，もうちょっと，プラスアルファとして作業を導入できたら素晴らしいと思います．先生のおっしゃるように，何か作品を通じて具体的に見せられるようなものがあればよいのですが……．例えば，絵を描くなんてどうですかね？　絵の専門家が必要ですか？

ZIZI：絵もよく使います．一番大切なことはとにかく上手に作らなくてもよいということです．自分のしたことがそれなりに意味のあるものになるということが大切なのです．なので，絵の先生やその道の専門家が入るとうまい下手を見てしまいがちというか，そう見られている思いを抱かせてしまうことが多いため，うまくいかないことが多いんです．絵の先生ではないけれども，素材や道具がひとに与える効果を理解していて，どの段階までの失敗が許容範囲であるのかなど，そういうことをよく知っているひとが必要だと思いますね．

笠原：考えてみると，私なんかも子どもの頃に絵を習っていて，厳しい先生に酷評されたせいで絵が嫌いになったという経験がありました．私がホッとする空間を作ろうと思っている理由も，先生と同じで失敗体験が起こらないようにするためでもあります．あるいは昔の失敗を思い返すことのないようにしている．

ZIZI：昔の失敗を修正するということもしますね．治療の場面でもよく「以前こうなったから，これはできません」という患者さんもいますが，そういうときは「そうですか，以前は何かうまくいかないことがあったのですね．何に困られたのかもう一度してみてくださいませんか」と誘って，同じようなことが起きかけたときに「こんなふうな見方やこうすることもで

きますよ」と別の方法や視点を伝えます．そうすると，精神医療でいう修正体験と同じようなことが起こるんですね．

笠原：なるほど．Hana さんの提案だから，待合室のことは前から考えているんだけどなかなかね．何分，健康保険制度下でやっているので，スペースも人的資源にも余裕がないのです．

精神医療は大きく進んだが……

ZIZI：世の中の情勢も変わり，精神医療も大きく変化しているように思います．長年，精神分野においてご貢献なさってきた笠原先生の目から見て，どのような変化を感じられますか？

笠原：この 50～60 年の精神医療の進歩は，先ほども申しましたがとても大きいです．それは，やはり薬物療法の影響が大きいと思います．薬での治療は精神医療においてウエートが大きく，効果もよく出ます．たいていの人は内科の患者さん同様，薬をしっかりと服用してくれます．ただ，薬だけで対応できるかというと，究極のところまではいかないのです．

例えば，幻覚妄想のある患者さんでも，たいていの場合，私の処方する薬を服用しています．ところが，極まれに薬を拒む人がいる．病像からみて薬がよく効くタイプだと思うのですが，本人がクリニックに来てくれない．こちらがしびれを切らして，同伴の母親に液剤を渡し，少し心苦しいですが，「毎朝これをコーヒーに少しずつ入れて飲ませてください」と伝えます．しっかりした家族関係のあることが絶対の条件です．そして指示どおりに投薬してくださると見事に効き，2～3 週すると幻覚妄想は完全になくなります．母親はとても喜びます．そして「実はこの薬は笠原先生から貰ったものだから，自分で貰いに行ってみない？」と言ってもらう．し

かし，一人として自分から足を運んで私のところへ薬を取りに来たひとはいない．不思議なことに本人に「自分が病気だったという意識」が出てこない．愚直にも，どうしてもやって来ない彼に手紙や電話で時間をかけて説得し，笠原への「信頼」を作り上げ，笠原の手から薬を貰えるようにしないと，「病気という意識」までは出ないのです．精神病の場合，薬というのは医者−患者関係のうえではじめてはたらくものだと痛感しています．

　精神病の治療というのは，脳の問題から起きる症状を脳に効く薬で消すというところまではできますが，だからといって「病識をもたせる」ことまではできない．時代を追って，薬が進歩したらそこも改善されるかと思っていましたけど，今のところダメですね．精神病というのは，まだまだ解明されていないことも多く，特にこの病識の問題は研究が進まないところです．そのような患者さんには，「ともかく，信頼関係を作って，来させる」以上はないのです．けれど，あんまりキリキリと切り込んだら患者さんは来なくなります．さしあたり，「自分の病気のことはわからなくてもよいから，ともかく僕のところに来てしばらく話して帰ればいい」．そして，「僕があげる薬を飲んだら，少しでも楽になるだろう」という気持ちで治療にあたっています．山根先生も長らく精神科の領域に携わっておられると思いますが，だんだん作業療法の分野も進歩していますかね？

ZIZI：そうですね．昔は力動精神医学に基づいた作業療法の場合，作業に投影される気持ちをノンバーバルメッセージとして読み解くといった精神療法的なアプローチの色が濃過ぎた時期もありました．今はひとの言動や病状の背景を力動的な視点でみるのは，ひとに関わる場合はあたり前のこととして配慮し，作業することの特性を生かすような場作りをしていますね．作業療法士も全体の人数が増えたのは，裾野が広がり，質的にも高い作業療法士が現れてきたのでよいのですが，作業療法士の人数が増えたぶん，作業療法士の平均的な質は低下しました．作業の意味を理解してきち

んと使い，ひとに関わったり，教えることができるひとがなかなか育たないのが悩みです．

笠原：確かに，精神分析は相手を選び，しっかり治療契約ができれば，今日でも有効な治療法です．健康保険制度が広くいき渡って，日本では「ゆっくり時間をかけて人間を変えていこう」という治療法は，はやりませんね．神経内科向けの作業療法（身体機能障害を対象とした作業療法）があると思いますが，それは教えることのできる作業療法士がだんだん育ち，発達していくでしょうね．ちょうど，スポーツ医学みたいなものですかね．それに対して，心理的な作業療法（精神認知機能障害領域の作業療法）というのは誰もができるわけではありませんから，専門家もそんなに育たないかもしれませんね．

病いと共存できるかも

笠原：精神科の患者さんを長年診ていて思うのですが，やはり病いの定義というのは難しいですね．

Hana：あくまで私の考えですが，そのひと自身がもう諦めといいますか，病いと共存していけると思ったら治ったも同然なんじゃないかと思いますね．

笠原：そうですね．「生活者の視点」でいえば，そういうことでしょうね．

Hana：病いのせいで生活に支障が出ていて，苦しくてしょうがない間は治療が必要だと思うんです．私の場合ですと，いわゆるもともとあった神経質な性格が発展したものだと思うんですが，そういったところは年齢も重ねてある意味で諦めがついてきました．最近では，「自分の個性と捉えて一緒に生きていく」と思えたら，ほとんど治ったといっていいのではないか

と考えています．ですので，今は笠原先生のところには治療を受けに来ているというよりも，日ごろの報告などをするために来たくて来ているという感じです．

ZIZI：どんな報告をしているの？

Hana：大学での出来事や友達の話，あとは母との作業のことだとか，いわゆる症状についてはあまり話していないですね．笠原先生に報告しに行くことが楽しみになり，自分に良い影響を与えていると思います．以前，学会発表が終わった時期に，笠原先生が「もう僕はあなたのことを研究仲間だと思っているからね」とおっしゃってくださったことがものすごくうれしかったんです．そういうこともあり，自分のなかでは今は研究の報告をしに行くという感じです．

笠原：そうですね．あまり完治させようと思っていないわけです．私はその患者さんの「病後の生活史」を一緒に作っていければそれでよいと思っています．そうすると，病いを持つひと特有の「惨めな感じ」が消える．患者さんにとってはあの「惨めな感じ」が生活の邪魔になります．

Hana：多分，ある程度，自分に社会的な役割みたいなものができると，その惨めさはなくなるように思います．

笠原：社会参加というのはそういう意味で大事ですね．私はうつ病が治った中年の男性患者さんには，会社を辞めて主夫（主婦）業に専念することを勧めることがあるんです．条件が整えば，それも立派な，ある意味では先進的な社会での在り方だと思うのです．やはりどうしてもそれだけでは社会参加という意識が芽生えず，彼らが苦しんでしまうことがあります．企業に勤めてお金をたくさん稼がないと，社会に参加しているという実感がないと考える人が生真面目な人のなかにはまだまだいます．災害の後始末にいかに多くの人が集まってくれるか，をごらんになれば損得だけで生きているのではないとはすぐにわかることですが．

新しい宿題

笠原：自分のなかでは今後はどうしていきたいの？

Hana：今後……これまでも先の展望などはあまりない状態のままどんどん発展していったので，今はまだイメージができないですね．

笠原：僕はそれが良いと思いますよ．あまり怖がって石橋を叩いてしまうと，その生活史は展開しないことが多いんですよね．

Hana：うまく言えないのですが，あまり野心みたいなものはもっていないほうがよいのかなと思っています．

笠原：そうですね．つまり，特に何か成し遂げなくてもいい，普通でいいと思います．また負荷をかけたら，あなたの真面目さが動き出して悪い方向に向かってしまう．

Hana：はい．母の工房を継いでもよいと思っています．継ぐとしたら私しかいないですし．

ZIZI：パターンがわかれば，あなたの行動なんてほとんど想定内のことに収まるからね．工房を継ぐのも面白いかもしれないね．

Hana：最近は自分でもそのパターンというものがわかるようになったんです．またやっちゃっているなというのがわかり，自分で一応客観視はしたうえでやめられていないだけなので，そこが以前とは大きく違うところかなと思いますね．ステンドグラスの工房を継ぐという話については，母は，多分それだけではあんたは物足りなくなるだろうから，二足のわらじ的に，他に参加しているコミュニティーがあって，ステンドグラスは手伝いぐらいがいいと思うよと言います．確かにそれは一理あると思うんです．今は時々お手伝いに行く程度なので気楽で楽しいですが，それしかなくなったら物足りなく感じるかもしれないです．

第Ⅴ章　それぞれの立場から

笠原：しかもそれで飯を食わなきゃならなくなったりしたら，大変ですね．
Hana：それは，また楽しい作業ではなくなってくると思いますね．
ZIZI：仕事になってしまうんだよね．
Hana：そうです，仕事になってしまうので．
笠原：具体的なイメージができなくても自分の経験を生かして，「ひとのためにどう使うか」というところを大切にしていくとよいのかもしれないね．偉そうなことを言いますが，私も現役時代は自分の時間のない人間でした．しかし，ありがたいことに，人生の「後半」は精神科外来クリニックで週3日働くという，随分楽な毎日を送らせてもらっています．これを70歳から20年やっています．首相の言うように「人生100年の時代」になるかもしれません．ただし，戦争さえ起こらなければ，ですが．だから，人生を前半と後半に二分し，後半の仕事は人に「ありがとう」を直接言ってもらえるような奉仕的な仕事がよいのでは，と思っています．
Hana：そうですね．そのとおりだと思います．これまで，どのようにすれば自分の経験を実際に役立てることができるのかということが，いくら考えてもなかなかわからずにいました．しかし，山根先生のところに飛び込んで，言われたとおりのことをしていたらここまで来ることができたので，それは本当に運が良かったと思っています．先の展望はまだないのですが，今笠原先生が言われたことはしっかりと胸に刻みたいと思います．

　あとは，やはり先ほど笠原先生が「僕の精神科医としての目指すものが変わった」と生活史のことをおっしゃっていましたが，それと，山根先生がいつもおっしゃっている「病いを治すのではなくて，病いを生きる」という言葉が，同じ路線上にあることだなと改めて感じました．

　そして，わたしが感じた，笠原先生と山根先生は似たものをもっていらっしゃるという，大学院入学当時のインスピレーションのようなものも

あたっていたと確信できました．お二人の先生方に支えられ，今があります．本当にありがとうございました．

Epilogue

作業が拡げた新たな道

Hana　　ZIZI

　この小冊子作成は，Hana の作業体験の総まとめと言ってもいいものでした．大学院入学から「自例」研究のための京都大学医学部附属病院 デイケア診療部 精神科作業療法室における作業体験，修士の研究課題の発表，高知で開催された精リハ学会での口述発表と，彼女にとってはすべてが初めてともいえる体験の連続でした．

　さて，「あとがき」をそれぞれが書こうかと思ったのですが，一連の体験で Hana が何を思い，どう感じていたのかが読者にも伝わる形にするほうが，この小さな本らしくていい，ということで，わたしの問いかけに彼女が自由に返す，二人のやりとりを再現する形を採ることにしました．

さて，ということで

ZIZI：最初の研究計画と違って，というか研究が進むなかで次の方針が決まり，最後は初めての学会での発表をすることにまでなったね．自分が実際に作業療法プログラムで作業体験をして，それを自例研究にするという

形になったけど，どう思っていたのかな？　話が違うじゃないかとか思った？

Hana：最初に「作業ができる待合室があればいい」とか，「どのような待合室ならできるのか」と，机上の空論のように語っていたときよりも，当事者である自分を対象にしたことで，読んでくださる人に対しても説得力が生まれますし，思いと違うというよりむしろ自分が目指していることへの近道だったと思いました．

作業体験の違いについて

ZIZI：作業療法プログラムで体験した作業はどうだった？　君は自宅でお母さんの手伝いを含めて作業していた体験から，作業することの効用を確かめようと思って大学院に入学してきたのだと思うけど，自宅で作業をしていたときと同じ感じだったのか，もしくは，何か自宅での作業の体験とは違う体験があった？

Hana：自宅では思いっ切り自分の好きなように作れるのですが，作業体験ではやっぱり人目を気にして周囲から浮かないような物を作ったりしていました．例えば，山根先生との陶芸でも，粘土はあまりたくさん使ったら悪いと思って小さい物を作ろうと思ってしまっていたり，自分で勝手に制限を作ってしまうようなところがあって，自由に楽しく作れているという感じではなかったです．でも，作業体験中にたくさんあった，誰かと一緒にする共同作業による癒やしのようなものは，自宅での作業のなかでは少なかったので，とても良い体験でした．

▶▶▶ Epilogue

学会での発表という提案について

ZIZI：話の流れからゼミで「学会発表を」ということを急に言われたときは，突然で驚かなかった？

Hana：いいえ，沖縄開催のときは「無理だ」と思っていましたが，次の岩手開催のときは少し好奇心が芽生えてきていて，さらに高知開催のときは「やってみよう」という気持ちになっていました．ただ，それはあくまでもポスター発表のことで，口頭発表を選んだ場合には必ず付き添いがあるものと思っていましたので，口頭発表で付き添いがないということになったときは，本当に青天の霹靂（へきれき）という感じでした．

ZIZI：学会が終わってから君の体調が大きく崩れたときには，初めての学会で，しかも行きがかりから思いもよらず一人でサポートもなく口頭発表をすることになったので，一連の経過の影響がすべて終わった緊張の緩みからまとめて現れたのではないかと思った．僕が退職や退任でホッとしたときに原因不明で倒れたときのようにね．

Hana：わたしは自分に起きたことは違うと思っています．修士論文の発表をしたときよりも，あの学会でひとまえで詰まらず話せたことがひとに自分の思いを伝えることへの自信につながったと思います．自分にとっては，大学院に入学してから学会発表までの体験は，大変でしたがこれまでにないプラスの体験だったと思っています．

学会での発表の反応について

ZIZI：ただ，学会で君の発表にフロアからの質問がなく，どのように受け

止められたのかがわからなくてショックだったと話していたけど．
Hana：はい．同じセッションの他のひとの発表にはフロアから質問があったので．
ZIZI：君は今回のような発表は初めてだったの？
Hana：はい．大学では卒業論文発表がなかったですし，これまでひとまえで何かを発表するとか自分の思いをその場でひとに伝えるといったことは避けて生きてこられたので．
ZIZI：でも，修士論文のときもそうだったけど，君はいったんその場になれば度胸あるというか，思ったよりその場を乗り切っているように見えたけど．
Hana：今回の学会で意外と話せたのは，院生時代に散々恥ずかしい失敗や，よく泣いたりもしていたので，もうプライドもズタズタになってなくなっていたというか，恥ずかしい思いをしたくないという気持ちが少なくなったぶんだけひとまえで話すことに対する抵抗が少なくなっていたんだと思います．
ZIZI：そういえば，修士論文の発表のときは乗り切っているようだったけど，時々声が裏返っていたからね．
Hana：はい，あのときは大変でした．

揺らがない距離を保つ

ZIZI：しかし，学会後に君の身体に起きたことは，そういうこともあると思っていたけど，あまりに反応が大きく長引いたので心配したなあ．そうしたときに僕にできることは，偶発的に命を縮めるようなことが起きないように気を付け，自分がオロオロして，距離を変えないこと，相手がどう

いう反応をしても見放さないという，治療や指導時と同じ見守りをすることだけだからね．

Hana：はい，それは感じていました．わたしは友達とは嫌なことがあっても自分の思いを伝えることができず黙って我慢してしまうのですが，どんな状態であってもわたしに対する対応が変わらないというか，絶対見放さない人（母，笠原先生，山根先生）に限っては，その懐の大きさに甘えて随分とひどい反抗（退行的な言動）をしてきました（笑）．

改めて Hana の体験について

ZIZI：今更だけど，修士論文自体は大変だったの？

Hana：多分，大変だったと思います．今となっては良い思い出になっていますが．

ZIZI：笠原先生は一体どこまでお見通しだったのかなあ．やっぱり大学院でのこういった作業療法的な体験を期待して大学院入学を勧められたように思うけど．

Hana：笠原先生は，以前からお金を頂くお仕事よりも，こちらがお支払いしてする学校やお稽古事をしてみては，とはおっしゃっていました．しかし，「大学院を受けます」と先生に言ったときは唐突だったこともあり，驚いた表情をされていました．なので，その時点ではまだお見通しというわけではなかったのかもしれません．でも，背中を押してくださいましたし，入学後に何度か辞めたいと言ったことがありましたが，「いろいろあっても，山根先生に出会ったことは間違いなく良いことだからね」とおっしゃって，大学院を辞めることは許してくださらなかったので，多少調子を崩すことはあっても大学院は続けるべきと思われていたのは間違いない

と思います.「あなたは京都に行ってからすごく良くなった」,「自分で居場所を見つけて自分の力で入ったことが素晴らしい」ということや,「初めてあなたに会ったときには，ここまで良くなれる日が来るとは想像できなかった」と言ってくださり，とてもうれしかったです.

ZIZI：たぶんそれは，笠原先生は本当は君が強さをもっていることを見抜いておられたんだろうね．精神病レベルにある人の場合は，そんなに頑張らせないで休ませるからね．

Hana：そういえば，わたしはメンタルが弱いから云々と診察時に言ったときに,「あなたはメンタルが弱いと思っているの？ 自分を責め続けるのはすごくしんどいことなんだ．メンタルの弱い人はすぐに他人を責めるものだよ．だからあなたは本当は強い人なんだよ」と言われたことがありました．自分としても，もともとの神経質とストレスが自分のキャパシティを超えての発症だったと今となっては思います．

言葉と作業について

ZIZI：ところで，君が大学院で学んだきっかけは笠原先生の対話型療法の小精神療法を受けていて言葉だけの治療に限界を感じ，お母さんの手伝いなども含め自分が作業をして感じたことから，言葉と作業のそれぞれの特性が生かせるようなクリニックが町中にあればという思いからだったと聞いていたけど，実際に精神科作業療法のプログラムを通して作業体験をしてみてどうだった？ 実際に体験してみて，最初に思っていたことと何か違うものがあったのか，思っていたことが確認できたのか，どうだったの？

Hana：先生が「身体を通してわかる，腑に落ちる」みたいなことをおっ

▶ ▶ ▶ *Epilogue*

しゃっていたのがピッタリとあたっていました．まさに，わたし自身の身体を通す（体験をする）ことで，間違ってなかった，と確信がもてました．自分が提案したテーマ（精神科クリニックに作業ができる待合室があるとよいのではないか）は，当時，特に熟考したわけではなく，自宅での作業中に浮かんだもので，まだ頭の中の想像に過ぎず，具体的なものというより，なんとなくフワッとしていました．それが，自分を対象事例とする作業体験で，当事者である自分自身を通してわかることができて，「言葉の影響力」とは違う，「作業のもつ力」にも確信がもてました．また，治療において「作業」と相補的な関係性にある「言葉」の役割の重要性も，作業療法室で山根先生をはじめ作業療法士の先生方と患者さんとの会話を見聞きしたり，自分も実際にそこで過ごされている患者さんたちと関わるなかで，確信がもてる体験をたくさんできました．ただ，言葉と作業の相補的な関係性については確信がもてましたが，最初に思い描いた「作業ができる待合室」を実際に設けて試せたわけではないので，完全にやり切ったというところまでは来ていないのが正直な気持ちです．どこかに作ることができればいいなと今も思っています．

と，このような会話が今回の小冊子に向けたまとめの段階でありました．さて，自例研究というこのHanaの試みをどのように読まれたでしょうか．

著者略歴

濱中直子（はまなか なおこ）
　千葉県生まれ．当事者．
2005 年　早稲田大学在学中にうつ病と診断される．
2015 年　京都大学大学院医学研究科人間健康科学系専攻修士課程修了．
　　　　現在，同大学院研究協力員．

山根　寛（やまね ひろし）
　認定作業療法士，博士（医学），登録園芸療法士．
1972 年　広島大学工学部卒業．
　　　　船の設計の傍ら病いや障害があっても
　　　　町で暮らす運動「土の会」の活動をする．
1982 年　作業療法士の資格取得．精神系総合病院を経て
　　　　京都大学作業療法学専攻助教授，同教授，
　　　　京都大学医学研究科教授を経て 2015 年退官．
　　　　名誉教授，客員研究員，「ひとと作業・生活」研究会代表（主宰）．

　主な著書：『ひとと作業・作業活動』新版（三輪書店，2015）
　　　　　　『精神障害と作業療法』新版（三輪書店，2017）
　　　　　　『ひとと集団・場』新版（三輪書店，2018）

ゲスト略歴

笠原 嘉（かさはら よみし）

　精神科医．名古屋大学名誉教授．桜クリニック名誉院長．
　元日本精神神経学会理事長．日本精神病理学会名誉会員．専門は精神病理学．
　1928 年　兵庫県神戸市生まれ．
　1952 年　京都大学医学部卒業．精神医学専攻．
　1972 年　名古屋大学医学部教授，同附属病院長．
　1991 年　藤田保健衛生大学教授．
　現代青年の無気力状態を退却神経症と名づけ，
　学生や高学歴サラリーマンの社会不適応に警告を発した．

　主な著書：『精神科医のノート』（みすず書房，1976）
　　　　　　『青年期 精神病理学から』（中公新書，1977）
　　　　　　『予診・初診・初期治療』（診療新社，1980）
　　　　　　『不安の病理』（岩波新書，1981）
　　　　　　『精神病と神経症』（みすず書房，1984）
　　　　　　『アパシー・シンドローム 高学歴社会の青年心理』（岩波書店，1984）
　　　　　　『朝刊シンドローム サラリーマンのうつ病操縦法』（弘文堂，1985）
　　　　　　『退却神経症 無気力・無関心・無快楽の克服』（講談社現代新書，1988）
　　　　　　『外来精神医学から』（みすず書房，1991）
　　　　　　『軽症うつ病「ゆううつ」の精神病理』（講談社現代新書，1996）
　　　　　　『新・精神科医のノート』（みすず書房，1997）
　　　　　　『精神病』（岩波新書，1998）
　　　　　　『精神科における予診・初診・初期治療』（星和書店，2007）
　　　　　　『うつ病臨床のエッセンス』（みすず書房，2009）
　　　　　　『妄想論』（みすず書房，2010）
　　　　　　『外来精神医学という方法』（みすず書房，2011）
　　　　　　『再び「青年期」について』（みすず書房，2011）
　　　　　　『精神科と私』（中山書店，2012）
　　　　　　『境界例研究の 50 年』（みすず書房，2012）
　　　　　　『「全体の科学」のために』（みすず書房，2013）

付表2 作業体験経緯

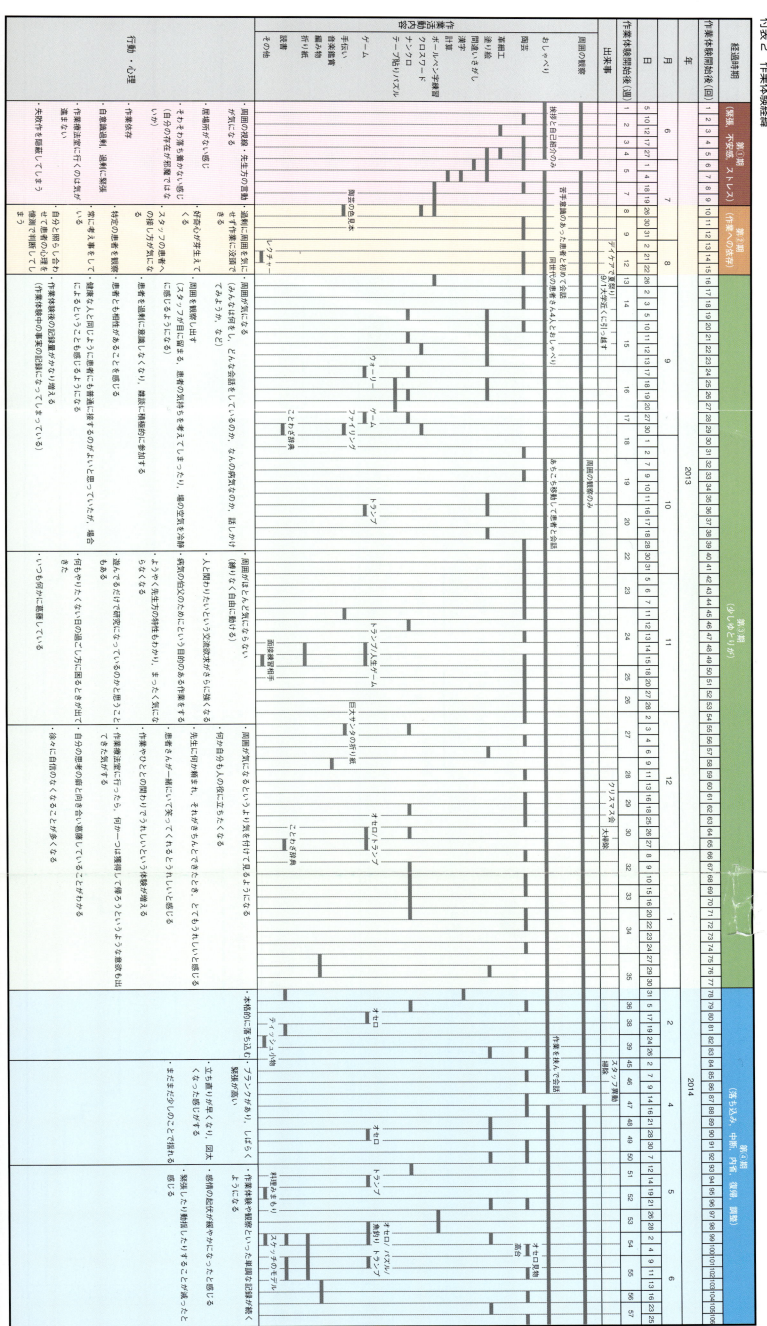

付表 1　治療経過簡易表

経過時期	第Ⅰ期（警戒）	第Ⅱ期（反抗）	第Ⅲ期（抵抗）	第Ⅳ期（展開）	第Ⅴ期（試行・探索）
年	2006 / 2007	2008	2009 / 2010	2011 / 2012	2013 / 2014
治療開始後	6M / 1Y / 1Y6M	2Y / 2Y6M	3Y / 3Y6M / 4Y / 4Y6M	5Y / 5Y6M / 6Y / 6Y6M	7Y / 7Y6M / 8Y / 8Y6M
年齢	23歳 / 24歳	25歳	26歳 / 27歳	28歳 / 29歳	30歳 / 31歳

療養中の経過

トピックス：
- 退職　横浜⇒名古屋へ
- 主治医の反対を無視し、アルバイトを始める
- 異動
- 異動
- 退職　通院拒否　作業活動開始
- 主治医に止められていた友人の結婚式出席　通院拒否　独り暮らし（数日で帰宅）⇒初めて主治医が激怒　⇒頻回の診察で調整
- 教授（山根先生）に会いに行く
- 大学院入試　大学院入学　学校の近くに下宿開始
- 合格通知⇒主治医握手で「おめでとう」
- 作業体験開始　活動再開

客観的状態：
- 少しずつ体を動かせるようになる
- 焦燥感が強い、イライラ、退屈で仕事がしたい
- うつ気分、億劫感、1日中部屋着でぐったりしている
- 疲れやすく、表情も硬い、視線を合わせられない
- 調子が良い→少し不安定に→頑張り過ぎ→さまざまな不定愁訴に悩まされる
- 体調急降下　調子の波が激しい、自宅での作業活動開始　暴れ、床や壁に穴を開けたり、服を破ったり、作ったものを捨てる
- 調子の波はあるが比較的安定
- 不安から少し不安定に　活動停止　うつ気分、焦り、不安

主観的状態

◆編集部からのお知らせ

当書籍をご購読いただきまして，誠にありがとうございます．
本書のご感想，著者へのメッセージなどにつきましては，
下記のメールアドレスまでお送りいただきますようお願い申し上げます．

E-mail　sales-info@cbr-pub.com

※なお，上記ご案内につきましては予告なく終了する場合がございます．

言葉の力、作業の力
―自己を対象とした事例研究を読み解く

2018年5月1日　第1版第1刷 ⓒ

編　著　者	濱中直子・山根　寛
発　行　人	三輪　敏
発　行　所	株式会社シービーアール
	東京都文京区本郷3-32-6　〒113-0033
	☎(03)5840-7561（代）Fax(03)3816-5630
	E-mail／sales-info@cbr-pub.com
	ISBN 978-4-908083-29-7　C3047
	定価は裏表紙に表示
印　刷　製　本	三報社印刷株式会社
	Ⓒ Naoko Hamanaka 2018

本書の内容の無断複写・複製・転載は，著作権・出版権の侵害となることがありますのでご注意ください．

JCOPY　＜(社)出版者著作権管理機構　委託出版物＞
本書の無断複製は著作権法上での例外を除き禁じられています．
複製される場合は，そのつど事前に，(社)出版者著作権管理機構
（電話 03-3513-6969，FAX 03-3513-6979，e-mail: info@jcopy.
or.jp）の許諾を得てください．